U0332047

如何成为明星医生

平衡生活与工作的权威指南

主编：Rebekah Bernard，MD
译者：肖锋，美国医学博士

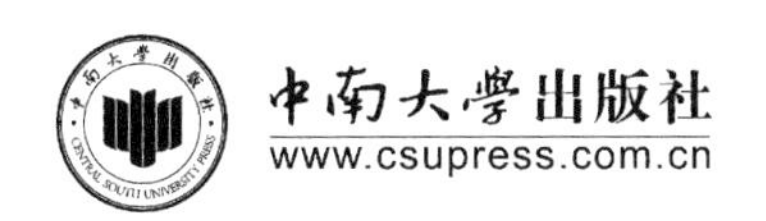

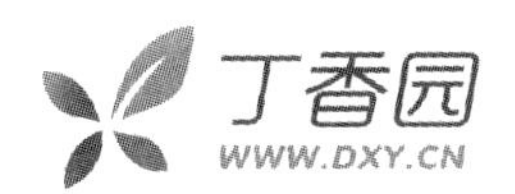

印刷版本：978－0－9964－509－0－4

图书在版编目（CIP）数据

如何成为明星医生／（美）瑞贝卡·伯纳德（Rebekah Bernard）主编；肖峰译. --长沙：中南大学出版社，2017.3
ISBN 978－7－5487－2754－5

Ⅰ.①如… Ⅱ.①瑞… ②肖… Ⅲ.①医生—工作—研究
Ⅳ.①R192.3

中国版本图书馆 CIP 数据核字（2017）第 066893 号

如何成为明星医生

RUHE CHENGWEI MINGXING YISHENG

主编 （美）瑞贝卡·伯纳德（Rebekah Bernard）

译者 肖 峰

□责任编辑 陈海波
□责任印制 易建国
□出版发行 中南大学出版社
社址：长沙市麓山南路 邮编：410083
发行科电话：0731－88876770 传真：0731－88710482
□印 装 长沙雅鑫印务有限公司

□开 本 710×1000 1/16 □印张 17.25 □字数 260 千字
□版 次 2017 年 3 月第 1 版 □2017 年 9 月第 1 次印刷
□书 号 ISBN 978－7－5487－2754－5
□定 价 48.00 元

图书出现印装问题，请与经销商调换

译者简介

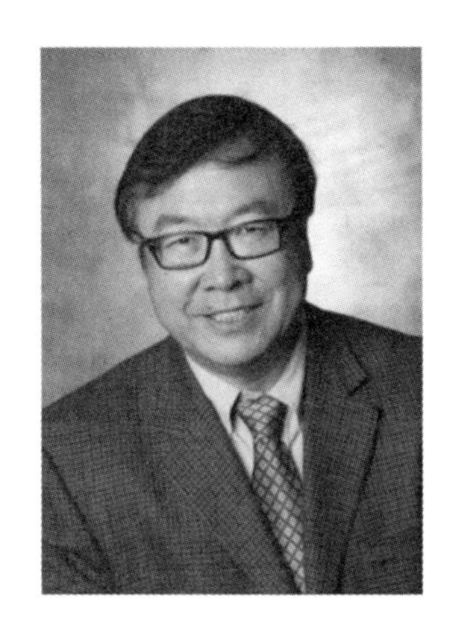

肖锋(Frank Feng. Xiao), MD

个人经历:

- 1984 年, 毕业于哈尔滨医科大学, 随后成为北京协和医院中国第一位急诊医学研究生。
- 1991 年, 以研究员身份在匹兹堡大学和路易斯安那州立大学医学中心进行了 6 年的学习和研究, 师从国际心肺复苏之父 Peter Safar 医生。
- 1997 年至 2000 年, 完成美国住院医师培训。
- 2000 年至 2005 年, 任职于美国路易斯安那州立大学医学中心(LSUHSC), 担任急诊医学科助理教授及科研主任。
- 2005 年至今, 在美国马里兰州立大学附属上切萨皮克医学中心(Upper Chesapeake Medical Center)担任急诊医学科主诊医生。
- 2010 年至今, 北京和睦家医院急诊科特聘专家。
- 2015 年 6 月至 2017 年 2 月, 丁香诊所创始人, 首席医学官。
- 2014 年至今, 任《中华急诊医学杂志》副主编和《国际急诊医学杂志》副社长。
- 著有《美国急诊临床 365 问》《美国急诊临床病例解析 100 例》《美国急诊临床必知 200 招》和《急诊医学: 快速诊断和处理》。

明星医生法则

1. 任何时候与患者相处，都要记住你是在“舞台上”(P5)

2. 在有疑问时，要常常问问自己：“这符合患者最佳利益吗?”(P11)

3. 时刻准备着为患者服务(P14)

4. 学会表达同理心(P33)

5. 倾听你的患者(P70)

6. 让“问题清单”成为你最好的朋友(P83)

7. 学会通过观察获取身体检查结果(P91)

8. 健康维护：融入到每次看诊中(P104)

9. 尽量增加医患面对面时间(P121)

10. 你不需要知道所有的答案，只需要知道在哪里能找到它们(P168)

11. 不要低估自己的工作(P201)

12. 把心理健康当做重中之重(P215)

序 1

本书的译者肖锋医师要我为之写序。我们认识肖医师的时间不长，却一见如故，关于医生职业发展的方方面面双方有太多的共鸣，特别是有关全科/家庭医生的话题。

草草浏览书稿，从题目到内容令人耳目一新。"明星医生"？医生不是演员，为什么要成为"明星医生"……看到这个书名，很多中国的医生或医学生会感到不解。实际上，作者本人是一位家庭医生，她所写的明星医生也主要是指家庭医生。联想到国内目前热推的"家庭医生签约服务"，让居民选择中意的家庭医生团队作为自己及家庭的健康守护人，而包括乡村医生在内的大批不同层次的基层医生，则应能胜任居民基本医疗与健康管理的主诊医生角色，方能够被居民选择、利用乃至长期信赖合作。那么本书提出"明星医生"的概念和原则，并具体描述成为明星医生的各条途径，不正是恰逢其时吗？

作者 Rebekah Bernard 是一位被患者称为"明星医生"的家庭医生，她自己也坦然接受这个称号。这绝非轻易得来的溢美之词，这是她长期用脑、用手、用心辛勤工作的结果，她把这个称号看作家庭医生的最高境界——如果家庭医生周围有许多患者信任你，称赞你，吹捧你，追随你，成了你的"粉丝"，甚至一生一世他们的全家人、亲朋好友乃至全社区都"粉"你，有了健康问题都找你，你不就是一个"明星医生"了吗。

当然，和演艺界的明星不同，"明星医生"不可能是短期形成的，需要几年甚至几十年时间的历练，孜孜不倦、兢兢业业、踏踏实实地为患者服务。而且"明星医生”也没有终身制，一个偶然的失态，一个不大的差错，就可能对自己的名声产生负性影响。作者说“要记住你是在‘舞台上’”。对医生来说，什么是“舞台”？当然就是医生的工作岗位。大家都听到过一些老演员说的“台上一分钟，台下十年功”，他们一旦到了舞台上面对观众，就必然最大限度地展示自己的功底，尽可能通过自己的表演博得观众的好评。

一个医生的成长过程绝不比演员容易，作者用这种别开生面的方式，来比拟医生如何面对患者，很有启示作用。试想，如果我们每个医生在工作岗位上也能够那样，决心将自己多年掌握的全部知识技能，竭尽所能地体现在为每个患者的每次服务中，让他们感到亲切、可信，工作效果肯定会不一样。我们通常倾向于用严肃的语气讨论临床医疗工作，所谓“如临深渊，如履薄冰”、“生死悠关，性命相托”，目的都是让医生们认识到确实重任在肩。这些无疑是必要的，但另一方面，在临床工作中医生需要有一种宽松自如的心态，才能使自己的技能得以充分发挥。作者把医生的工作岗位比作舞台，这种比喻可减轻医生心理压抑，让他们觉得那是展示自己能力为患者排忧解难，从而体验到一种积极的成就感。

医学不是一种单纯的科学，医生面对患者，决定了临床医学的人文性与艺术性。一个医生的工作基础，主要依靠他的专业知识、技能和经验。依靠仔细收集病史，运用过硬的诊断技能查体，以获得的健康或疾病信息为基础，进行深入缜密的临床思维，争取达到相对正确的诊断处理，是每个医生日常工作的基本流程。但是两个相同科学水平的医生，其患者的感受、甚至客观的诊疗效果往往却不一样。其间主要是医者对医学人文性理解程度上的差异，造成的即如何将自己的知识技能在服务于患者的具体工作中最大限度地加以运用，让患者获得最佳感受的效果。“医生本身就是药”，就是患者感受的形象体现。而这种感受将决定这位患者与这位医生的关系，决定了患者的遵医行为，更决定了在社区慢性病管理乃至终生健康管理中能否形成长期的医患合作，即“明星 – 铁粉关系”。只有形成了这种关系，个人 – 家庭 – 社区 – 大众的健康才能真正得到积极主动的维护，“人人健康”的规划目标才能得到落实，而宝贵的医疗卫生资源才能得到最大的健康效果与社会效益。

因此，作者用了较大的篇幅，不厌其烦地讲“明星医生”的“窍门”，细致入微地从各个方面“展现你的人性”，如：注重仪表风度、谈吐举止、与患者的个性化接触、尊重隐私等，而且像演员关注舞台设计和演出环境那样，精心考虑诊室设置和环境，注重整洁卫生，空气清新，适当绿化。虽然不一定豪华，但让人们感到平静、轻松和舒适。甚至讲解以解剖图作为墙壁装饰的学问……细致犹如春风化雨。有这样自信、自控、有同理心而体贴入微的医生，什么样的患者能不被把控？在明星医生精心设计的场景中，患者对医生的亲切感和信任感就会油然而生。

需要指出，作者的成长过程、工作经历和执业环境，以及所在国家的社会制度和经济条件，和我们有明显的差别。尽管如此，“他山之石，可以攻玉”，仍具有很好的参考价值。明星医生的产生和推广，离不开“以顾客为本”的市场理念。正如书中所说，“我们工作的目的是帮助我们的患者——没有他们，就没有我们的工作”，医患互相依存、互利互惠的关系已经存在了数千年，而现代市场经济中顾客利益至上的营销理念更值得我们细细品味。我国正处在经济的转型期，医疗保健服务作为健康产业的一个重要部分将得到前所未有的发展，因此通过阅读本书可以转变观念，并学习大量的新鲜知识技能，特别是家庭医生在人文、艺术和基层医疗管理方面的技能。

作者有许多处理问题的窍门值得我们学习。例如，对某个患者的诊断治疗暂时心中无数，对家属提出的问题不知道如何解答时，说：“为了患者能得到最合适的诊疗，我还得继续研究研究”。这样回答，显然比“我不知道，但我可以请示上级医生”聪明些，因为语气柔和、富于艺术性，体现人情味，不但不会贬低自己的形象，不影响患者和家属的信任程度，相反使他们更能感受到医生高度的责任心。还有，强调倾听是一位明星医生能够养成的最重要、最有价值的一项素质，积极的倾听所具备的特点与“额外的 6 秒钟”的重要作用；让患者有“一站式购物体验”，等等。她介绍了众多管理患者的细节，例如使用问题清单管理慢性病。

我对此有感触，因为这种问题清单（我们在引进全科/家庭医学时译为“主要问题目录”）是全科医生对服务对象进行连续性健康管理最有特征的文字工具，但由于目前还没有连续性管理的政策环境，我们并没有真正体会到它的关键作用；而作者则以案例具体说明了用少量关键字符在病历上标明病情进展对医生思维的提示，乃至对提高患者满意度以及工作效率产生的重大影响。此外，作者还生动地阐明了医生必须和全体医护人员通力合作，形成一个坚强的“明星团队”“将他们作为一个人加以投资”“评估团队动力（融洽合作）”“财务补充和积极的反馈”，“尽可能多地使用符合人体工程学的办公产品——保护员工身体健康”等等，无不一一反映出将以人为本的理念渗透于服务实践的医患双方。正如人们常说的，“没有以员工为本的管理，就没有以患者为本的服务”，在彰显医疗服务的人性方面，本书给出的小故事和哲理无不令人动容！

作者以聪明而务实的态度推荐了众多服务与管理的窍门，使医生在繁重且相当枯燥的日常工作中得以抓住重点，以最好的患者/员工体验赢得了自己的最佳业绩及心理乐趣，从而免于职业激情/热情被耗竭的风险。这是医生坚守职业生涯的一个大诀窍：欣赏生活，服务他人，发展自己！

感谢肖锋医师准确、贴切、接地气的翻译，感谢中南大学出版社出版了这本小书，愿它能够补充我们全科医生培养中人性化和管理学教材的缺憾，为我们加油赋能，成为我国家庭医生签约服务能力提升与队伍建设的及时雨和顺帆风。

谢谢！

顾　湲　首都医科大学

顾湲家庭医生咨询工作室

曾昭耆　卫生部北京医院

2017 年 6 月 5 日

序2

写这篇序的时候，我已经从公立医院离职满三年了。三年里，有幸作为实践新型诊所比较早的参与者，我和许许多多追求医疗合理价值的同行做过深度的交流。交流中，可以体会到同仁们的热情，也体会到其中隐隐的茫然和困惑。回想自己当初从医院辞职，也是凭着一腔热情，在大部分亲朋好友都不看好的情况下，和妻子互相鼓励着创业上路的。其实自己初期凭借着的也只是优质医疗模糊的一些概念，并没有细节。小小诊所如何立足于市场？我当时连自己老父亲都说服不了，老人家在早期不理解我离开体制的初心，还要和我断绝父子关系，直到一年后《福建日报》报道了我的故事，我才说服了他，事实上也就是这份报纸挽救了一段父子亲情。2014 年开办儿科诊所的时候，我能找到的学习资料很少，特别是在医疗人文行为上，我找不到导师，最后还是翻出大学时代美国和日本的医疗影视作品，对着剧中人物的言行反复揣摩，找零星片段的感觉。我们向往好的医疗模式，但是国内的医生普遍对行医的人文实践缺乏概念。作为医者我们知道，过去在面对患者的时候，一些言行可能是不合适的，但是怎么才算合适？如何展示自己？如何才能赢得病患的尊重呢？这些问题在国内医疗变革风起云涌的时候，显得尤为重要。特别对许多筹划自己诊所的医师来说，这是决定成败的关键一环。

转眼自己独立执业两年多过去了，我通过各种渠道逐渐接触了欧美、日本、中国台湾地区的一些关于医生执业的辅导书籍资料，收获不小，但是总感觉差了一些精神底气。一年前，当看到 *HOW TO BE A ROCK STAR DOCTOR*（《如何成为明星医生》的英文版）的时候，我的内心是非常激动的。这是一本堪称医师行医执业行为的教科书，是国内医学教育长期缺失的一门功课，非常值得所有医师认真地阅读学习。拿到书的第一时间，我们向丁香园旗下所有诊所的同事做了推荐，一起学习讨论了这些宝贵的内容，并将它作为诊所医生们岗前培训的内容之一。

医学知识没有国界，但每个国家的医疗体制有所不同，医师的理念也千差万别，可是目前国内医师们的医疗人文理念普遍落后，急需改观。丁香园作为国内医疗变革的参与者，我们有义务把有价值的实践经验在国内传播推广。于是在丁香园的推动下，这本书得以在国内编译出版，这是非常有意义的一件事。

这本书，我自己反复阅读了四遍，每次都有新的收获。原作者 Rebekah Bernard 是美国的一个家庭医生，作为一个医疗服务发达国度的医生她还在思考总结行医的一些行为经验，这从侧面反映了一个国家医师的精神面貌和理念高度。当然，国内这方面的落后不会因为一本书的编译出版而马上改变，但是我们希望通过这本书能启迪一大批医生，最终这些医师必然是未来医疗革新的中坚力量。丁香园期待和这些业内同行结伴而行！

期待和大家更多的交流！我的电子邮箱：yangzf@ dxy. cn

丁香园诊所事业部负责人，丁香诊所儿科医师

杨泽方

2017 年 5 月于杭州

前　言

你要学医吗？你要当医生吗？你要做一个明星医生吗？二十五年前，也就是我离开北京协和医院到美国的时候，绝大多数人的回答是：当然，一定，必须。现在呢？

2016 年 7 月美国《时代》杂志发表了一篇文章，指出中国 90% 的医生不会再让他们的孩子学医。这是中国医疗史上的悲剧！更可怕的是，几所国内知名的医学院校为了吸引学生，不得不降低入学分数线。是我们的医疗市场饱和了吗？不是！国内每千人医生数量仅为 1.73，与发达国家相距甚远，其中优质的医生资源又都集中在大型的医疗机构。中国老百姓看病难，看到可信赖的医生更难！中国医改成功的关键除了医生资源重新再分布外，更重要的是创建一个纯粹和高同质化的医生队伍。

一个国家整体医疗质量与家庭医疗（Primary Care Medicine）的完善与否直接相关。完善和标准化的家庭医疗可以延长大众的寿命，降低发病率和死亡率，降低住院率，减少医疗差错，改善患者满意度，以及降低医疗成本。随着中国医改和分级诊疗的深入展开，家庭医疗尤显重要。根据世界卫生组织（WHO）报道，要满足老百姓对家庭医疗的需求，每 1000 人口中至少要有 1 个家庭医生。到目前为止，这个数字在中国只是 0.2 ~ 0.3。美国每年有 9 亿门诊就医量，其中 54.6% 是由家庭医生完成的。本人预见，成千上万家标准和同质化的家庭诊所出现之日将是中国医改和分级诊疗成功之时。

为重建一个健康平衡的家庭医疗生态圈，丁香园根据美国家庭医生诊所的模式，结合中国医疗市场的特点，独资创办了丁香诊所。它是国内第一家以循证医学为基础，通过终身学习和实践（LLLP）的培训及智能化的电子病历管理，为目标客户提供高标准和高质量的互联网 + 诊所一站式连锁家庭医生服务平台。将诊所医生培养成明星医生是我们奋斗的目标。

那么什么是明星医生呢？我认为，首先他/她必须是一个纯粹的医生，既符合当代版 Hippocrates 要求，又能够在提供以人－家庭－社区－大众为本的高质量、高效率医疗的同时注重自己的生活质量，减少职业倦怠的产生，在工作和生活之间找到最佳平衡点。

Bernard 医生是一个明星医生的代表。作为佛罗里达州的一个家庭医生，她根据自己及同事的经验，将医生诊所比喻为“舞台”，将医生一天的工作比喻为一个明星在“舞台”上的表演。她生动地描述了一个明星医生应该如何设计舞台（诊所），登台前应做哪些准备（熟悉患者的病史），在舞台上表演时如何关注观众（以患者为中心），以及如何谢幕（有效的掌控时间）。Bernard 医生在书中强调了一个明星医生应有的素质，与患者有效交流的技巧，以及如何解决日常运营中的问题。

中国在医疗体制，文化背景，医生行医和老百姓就医理念等方面与发达国家有着明显的差别。当前国内很多医生，受大环境影响，执业理念还停留在传统的岗位角色当中，面对高强度的工作，不良的外界影响因素，工作和生活失衡，甚至产生职业倦怠……有鉴于此，学习、借鉴和吸收先进的经验对现在和未来的医生都极为重要。

希望 Bernard 医生总结的成为明星医生的十二个准则，对国内广大医生执业理念的更新有所促动，对他们的执业生涯起到一定的指导作用。

感谢丁香园李天天董事长推荐此书！感谢全科/家庭医学前辈，首都医科大学全科医学和顾湲家庭医生咨询工作室顾湲教授和卫生部北京医院老年医学研究所曾昭教授为本书作序！感谢丁香诊所杨泽方医生以自己的切身经历和感受为本书作序！感谢丁香诊所全体医生对初稿进行了分章节审读，保证在语言上更易懂和准确。同时本人又对几个美国医疗系统特有的术语做了简要描述。

祝大家早日成为一个明星医生！

肖锋，MD

丁香诊所创始人，首席医学官（CMO）

2016 年 12 月于杭州

目　录

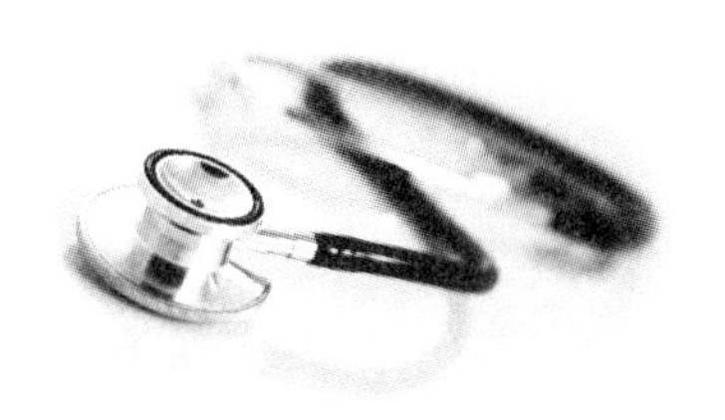

第一章

你为什么要成为明星医生

你可以重新掌握对生活和职业的控制权

作为一名医生，你是否正在为下列某项内容或者全部内容而备受煎熬：

- 可信赖的医疗机构（Accountable Care Organization，ACO）
- 电子健康档案有意义使用（Meaningful Use 1，2，3，MU）
- 电子健康档案（Electronic Health Records，EHR）
- 资格认证更新（Maintainence of Certification，MOC）
- 医生质量上报系统（Physician Quality Reporting System，PQRS）
- 补充支付模式（Alternative Payment Methods，APM）
- 基于绩效的激励支付制度（Merit-based Incentive Payment System，MBIPS）

（译者注：以上为美国医疗体系中常用政策术语。可以类比为国内的"三甲医院评审""医保总额预付制""控制药占比""控制医保"等政策或措施。）

在所有执业医生中，有46%的人声称自己在医学职业中存在职业倦怠。如果你在阅读这些文字时，对这些密集的缩写字母组合感到不寒而栗，那么，你可能就是他们中的一员。如果你还没有这种感觉，那是因为时间还未到——因为就在两年前，只有40%的医生声称自己出现了职业倦怠，据估计，这个数字只会继续增加。[1]

医生职业倦怠是个严重的问题。随着科学技术的进步，行医变得愈加充满压力，实际的医疗服务变得更为复杂，除此之外，医生还不得不应付前所未有的政治和经济形式变化。

要想明白这一点，我们只需要看看上面所罗列的在近几年医生被强制参与的各种政策。尽管缺乏明确的科学证据证明这些政策对医疗制度有益，但有一点是肯定的，那就是每一项政策都要求医生投入大量的工作时间和精力。

这种日益增长的压力已经对医生自身造成了损害。职业倦怠可引起一系列负面后果，不仅对医生自身可造成如抑郁、酗酒、自杀等形式的危害，而且还会以医疗质量下降、医疗错误率上升以及医务工作人员数量下降等形式，对患者造成影响。[2]

不管你是实习住院医生还是经验丰富的老手，你都有可能经历职业倦怠，甚至你可能会记不起当初要成为一名医生的理由。你可能正在被各种病历记录和无休止的文书工作击垮；或者是你在屈从各种保险预审、付费降低和10分钟问诊式的生活方式的同时，幻想着不切实际的提前退休计划。

喜讯：你有办法夺回生活和职业的控制权。奥秘就在于你要学会成为一名明星医生！

效果：遵守明星医生法则，你可以更早下班，花更少的时间处理可有可无的文档，并且让患者更加满意。使用这些简单的策略，你将学会如何调整你在“舞台上”的行为，充分利用每次问诊的时间，在获取最大利润的同时取得高水平的患者满意度，防止自身出现职业倦怠和同情心疲劳。

学习那些最繁忙、最受欢迎的医生的秘诀和“应急措施”，来创造条理化、高效且积极的患者体验：

- 提供那些对患者来说最为重要的医疗服务，从而获得临床诊疗成功。
- 对诊所就诊加以组织和控制，最有效地完成患者和医生的日程安排。
- 使用临床工具如“问题清单”和“循证医学”（EBM）等，优化时间管理。
- 关注医生－患者间的“面对面”时间，以实现利润最大化。
- 使用节约时间的方式，如自定义表格，来克服电子健康档案（EHR）对医患关系所带来的挑战。
- 学会向那些具有挑战性情绪的患者表达你的同理心（即使在你没有感受到同情的情况下）。
- 应用心理学知识来保持心理健康，寻求工作和生活之间的平衡。

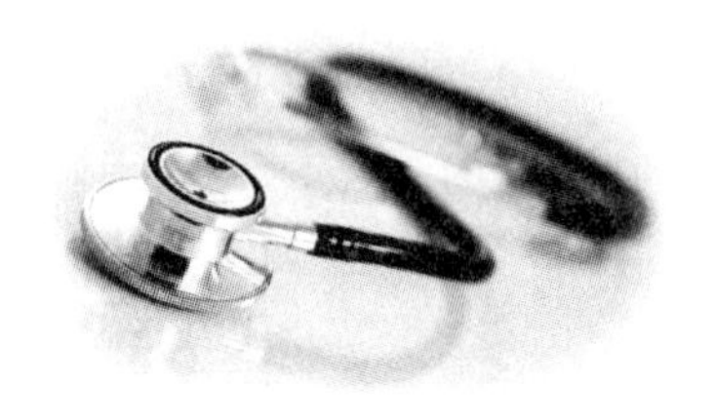

第二章

走上舞台：扮演“医生”的角色

还记得你第一次身穿白大褂、带着身份牌、脖子上挂着利特曼听诊器的样子吗？你可能像我一样，会觉得自己像是一个冒牌货，在“扮演”医生这个角色，这种感觉会跟随你从一个临床培训阶段到另一个临床培训阶段。对有些人来讲，这种扮演者的感觉甚至从来没有真正消失过。

这是情理之中的事情。想一想：在经过七八年的严格训练之后，我们学习了诊断和治疗疾病的知识和技能，但是我们什么时候真正学过如何去扮演医生这一角色呢？医学院的课程很少提供实践类的正式培训，并且大部分的住院医师培训项目，基本上都属于“岗位培训”，我们要么是模仿资深住院医生，要么是尝试在错误中不断学习。

在医学中，医患关系意味着一切，然而，我们在医学院学到的大部分有关患者的经验，都局限于医院环境下简短的临床巡视，而且通常是在患者半睡半醒的早上 5 点钟！建立紧密的“医生 - 患者”关系是临床服务得以成功的基础。但是，在我们多年的受训期间，很少能获得磨炼这种关键技能的工具和机会。

我们将关注点远离充满着高大上的医疗和学术气氛的医院，看看院墙之外“真实世界”中的医疗实践又是怎样的呢？我们大部分人会在城市医疗中心之外的区域行医，但是在培训过程中，我们很少有机会去体验那些非学术导向的医疗环境。

结束培训后的第一份工作，我们就会面对一个急转直下的学习曲线——我们不仅要第一次独自看病，而且还必须解决之前从未考虑过的资源管理工作，比如：在我们的新社区里有哪些可以利用的资源？谁是最好的（或者唯一的）专科医生？如何才能让患者入住当地医院？更不要说还要面对医疗服务中突如其来的商业问题和财务问题。

医学培训关注的是医学科学本身，但是经验和现实生活教给你的是医学的艺术和业务。

“医生绩效改进”方面的专家 Paul Marsolek 说，“行医不同于学做医生。”“多年的学习不同于应用性学习。”并且，多年学习医学知识与现实世界的医疗问题也大不相同。

尽管没有任何东西能代替经历和经验，但是这本书将为你分享极为成功的临床医生多年来所总结的智慧，并将典型的行医实践分解为 12 个简单法则。首先最为基本的一条是：

明星医生法则 1：

任何时候与患者相处，都要记住你是在“舞台上”

在我实习期间，医学博士 Douglas Meuser 是主治医生，他是我的第一位“明星医生”导师。在如何扮演医生这一“角色”的问题上，他给我最有益的忠告是：“永远要记住你在舞台上”。

在那个时代，在“舞台上”意味着尽量不要“让他们看到你紧张得出汗”——更有点在“鱼缸”中生活的意味。在患者面前，我会尽力“表演”得像个医生，比如在给患者做身体检查时，我会模仿着我最喜欢的电视剧中的医生的腔调，点点头，说着“嗯嗯嗯……”。或者当我无法回答患者的问题时，我会胡扯一通蒙混过关，然后溜出检查室去查资料或者征求更高一级医生的意见。

很多年以后，我才理解了置身于“舞台上”的重要性，现在它已经成为我的指导原则和变成明星医生的真正秘诀。

置身于“舞台上”绝不仅仅意味着在患者面前投射一个自信、沉着的表现来使自己“演”得像个医生。它意味着，无论你内心深处是怎样的感受，都要把对患者最真切的关心和关注表现出来。它涉及对患者体验进行“编导”，让患者觉得虽然只是 10 分钟的问诊，但是你似乎花了更长的时间。

置身于“舞台上”意味着当妥协和让步来得更容易时，也要站出来捍卫你的信念。意味着让患者相信并信任你。还意味着知道如何退居“幕后”以避免职业倦怠和同情心疲劳。

在“舞台上”，明星医生在保持高水准的医疗服务的同时，应该学会最大限度地使用提高效率的技巧。这些技巧还会带来更高的患者满意度、更低的责任风险和医生工作满意度的整体改善。

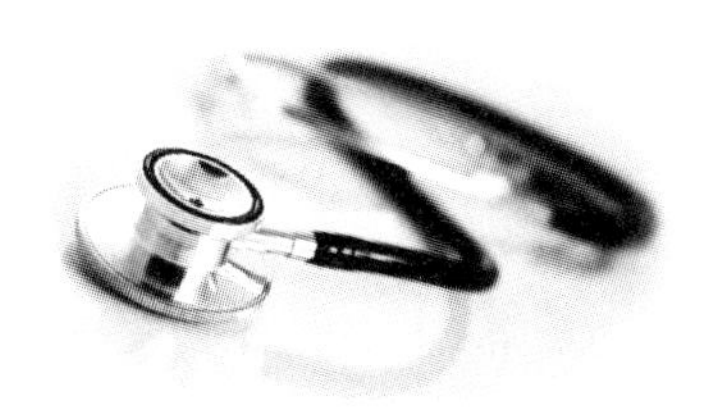

第三章

背景和资历

那么，是谁给了我这样的“信誉”，让我去写一本能给医生忠告的书，并且胆大妄为地称自己就是明星医生呢？答案很简单：我的患者认为我就是明星医生。

我是怎么知道的呢？大量的患者反馈。

在过去十几年中，我参与过两家由多名医生组成的医疗团队，在那里我一直都是最有效率的全科医生。尽管如此，我还有着最高的患者满意度评分。这两个项目的组合结果使我占据了医疗集团管理协会(MGMA)公布的全科医生排名榜前1%的相对价值单位(RVU①)和工资水平。

最近我决定开设私人诊所时，绝大部分患者都选择继续跟着我，并且还有大量新患者申请加入到我的服务中来，海量的工作使我搬过来几个月就不得不关闭我的新患者预约。

那么我是从哪儿想出明星医生这一概念的呢？

---

① 译者注：RVU，美国医生工作量评定指标。

我在上一家医院工作时，每个季度都会收到患者满意度评分和反馈。几年前，我收到了这样一份来自患者的评论：“B医生是一个明星医生！”我的第一反应是摇了摇头，对这种疯狂的想法满不在乎。但是，这让我开始思索……什么才能让一位医生成为“明星医生”呢？

前医疗管理协会“忠诚、敬业及绩效改进”计划的主任 Paul Marsolek 提出了这样的问题：“你是这个行业里最繁忙的全科医生，却获得最高的满意度评分，特别是有患者回应说‘我的医生在我身上花了很多时间’，这怎么可能呢？”

如何取得优秀的工作业绩同时又获得高水平的患者满意度？——遵守明星医生法则。

过去15年里，我在很多场合都扮演着医生的角色，这期间我认识到明星医生法则的普遍适用性。在我为最贫穷的患者群体服务的7年里，即便存在各种文化和语言障碍的困难，这些法则起了作用；同样，在我为“富贵病”流行、百万富翁最为聚集的都市服务的5年里，这些法则同样也起了作用(有趣的是最贫穷和最富裕的群体都处于同一个地区中)。

在乡村地区的联邦政府认证的健康中心，服务对象是那些文化水平较低，甚至没有接受过教育的群体，这些法则起了作用；在营利性医院系统，服务对象是社会上接受过优质教育的群体——退休医生、博士和前世界五百强 CEO 等，这些法则同样也起了作用。

也就是说，不管你选择什么样的医学环境，这些法则都会起作用——最近我创建了一个在急症医疗环境内的独立经营的全科诊所，在这儿我找到了自己的一席之地，在非产科家庭医疗中，我的患者涵盖了从新生儿到老年人的患者群体。你猜怎么着？这些法则仍然起作用。

明星医生法则同样可以帮助医生应付那些医疗工作中最具挑战性的任务之一——病历。我曾使用过多种电子病历系统（Epic、Centricity、NextGen、AllScripts、Suncoast、LytecMD），也曾使用过多年纸质病历，从中我学到了一些窍门和应急措施，让记录病历变得不那么令人头疼。实际上，我服务过的每一家公司，都依赖我对那些不怎么精通现代科技的同事进行过指导。

是的，我也犯过错误。我既做过应该做的事情，也做过不应该做的事情。因此我也会分享我的一些错误。明星医生的部分特质就是要敢于承认自身的人性，同时对犯过的医疗错误进行批判性的分析，并在将来的患者服务中加以改善。跟很多其他医生一样，我也曾苦苦挣扎于自身心理健康方面的问题。这让我认识到，要想取得个人职业上的成功，必须首先解决个人心理健康问题。

我也曾与那些凭自身实力成为明星医生的同事长时间共事，收集了他们共同的特征和行为方式。为了收集那些业务最为繁忙同时又最受患者欢迎的医生成功的窍门和秘诀，我对他们某些人进行了追踪采访，在他们当中，既有来自“象牙塔”(Ivory Tower)内的导师，又有奋战在“前线”的同事和管理者。

除了专业性的意见和建议以外，我还梳理了一些科学文献，为当今医疗服务中最为普遍的挑战提供基于循证证据的解决方法。

我们所有人都是带着“帮助别人”的宗旨/初衷进入医学事业。在这条道路上，一些“医疗保健系统”中的琐事可能让我们心烦意乱。作为医生，我们可以通过走到舞台上的方式——学习一种既能提高医疗质量，又能提高个人职业满意度的行医方式——夺回我们的控制权。

这样做，你就可以培养自己的明星医生形象，我会向你展示如何从一位温和派的医生转变为一位明星教主——至少是在工作场所。你不必改变自己的个性——显然，在你当前的水平上，你已经是一个拥有杰出的临床技能和良好品格的医生了。你要做的是学会如何展现这些特征，让你的患者喜欢你，同时最大限度地提高你的收入并降低低效的工作时间。

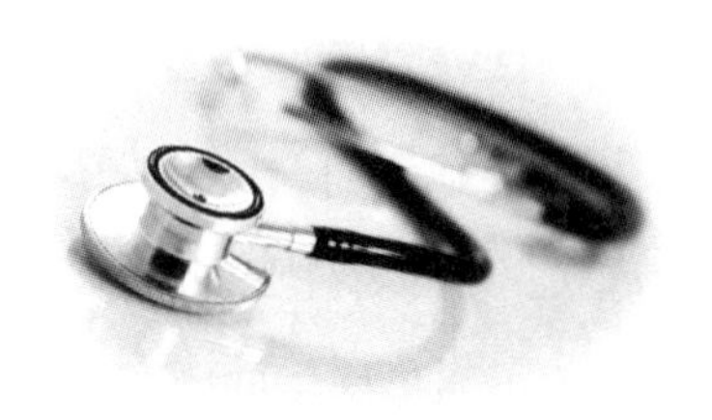

第四章

什么是明星医生？

很明显，性、毒品和摇滚都不在其列（好吧，或许在真正现代化的诊所里可以来点摇滚），但是明星的很多特质都与医生的办公场所相关。

在我谈及明星这个话题时，我脑海中浮现的摇滚歌星形象是 20 世纪 80 年代的“长发乐队”：一位魅力非凡的、自信的“男主唱”（或女主唱），粉丝们非常乐意支付一大笔钱去观看他（她）的演唱会，甚至会为了一睹明星的真容而甘愿忍受几个小时由暖场乐队带来的糟糕表演。

或者，我们可以与摇滚明星换位比较一下：我们是有魅力的医生，患者为了拜访我们乐意付钱，甚至会心甘情愿地容忍候诊时的延误。另外，我们还不用像摇滚明星那样要穿紧身皮裤。

明星医生带给患者的是他们正在寻找和期待的东西。他/她有着优秀的人格，使患者感到舒适和自信。根据 Alan Falkoff 医生的说法，一位明星医生应该“具有与各种患者感同身受的天分，通过外在的语言、面容和肢体语言向患者传递你心存关切的信息”。

在患者需要他们的时候，明星医生会及时出现并做好万全的准备。当然，他/她也极为精通自己的业务。就像医学博士、佛罗里达医院老年病协会会员、全科医生和医务主任 Ariel Cole 所说的那样:“明星医生能在为患者提供高效率与高品质服务之间找到平衡”。

医学博士、全科医生、2010 年“最具影响力女性”和 2011 年“患者最佳选择奖”获得者 Emily Nabors 补充道:“明星医生不仅要受过可靠的教育、有怜悯心，并且还要有些手腕儿”。

那么，让我们再一次拿摇滚乐队做比喻。想象一下，我们的超级摇滚乐队都齐聚到台上——主唱(即“摇滚巨星”)、吉他手、贝斯手、鼓手各就各位，乐队经纪人和财务师位列一旁，舞台总监已准备好燃放烟花，所有人都已到位，灯光打开后……啥也没有:没有观众、没有尖叫喝彩的粉丝、没有售出的门票。

你应该可以想象得到，如果没有观众，或者用我们的话讲，没有患者，演出就无法进行。一位明星医生必须吸引并维持一定量的“粉丝”，并且高效地管理他们。

要成为成功的医生，尤其是成为明星医生，我们的底线是永远不要丧失对患者的关注。当你问“这个决定符合患者的最佳利益吗”，绝对不会有错。记住，我这样说的原因，是因为我们讨论的是成为一名明星医生，而不是火箭专家。

明星医生法则 2:

在有疑问时，要常常问问自己:“这符合患者的最佳利益吗?”

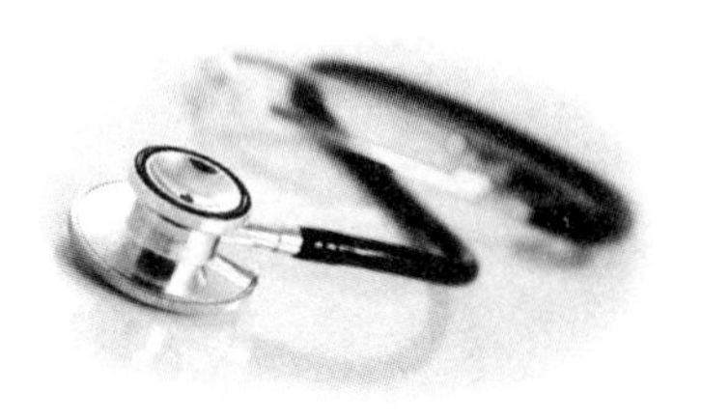

第五章

找到你的观众

那么明星医生是如何积累一定量的“粉丝”的呢？在医学文献中，经常引用到患者渴望从医生身上看到的“3A”特征：

可及性(Availability)

亲和力(Affability)

能力(Ability)

有趣的是，在患者眼里，“学历”是最不重要的特征。不管你毕业于阿尔法医学荣誉学会(Alpha Omega Alpha)，还是勉勉强强通过解剖学考试；是毕业于哈佛医学院，还是加勒比偏远地区的一所医学院，患者并不会太在意。记住这句老话：患者是怎么称呼班里倒数第一名医学毕业生的？——医生。

总体上讲，人们在选择自己的医生时，并不会考虑他们的临床智慧。普通患者必须相信所有医生都掌握了相当数量的医学知识，或者说，至少具备了足够通过医生资格考试的医学知识，因为他们确实没有其他的选择。一个试图判断医生临床技术的患者，与我试图判断机械师是真心为我修车还是只是企图卖给我更多的零部件别无二样。我别无选择，我不清楚机械师的技能水平，我只知道我的汽车有异常声音！

因此，患者是如何选择医生、如何确定这是一位“好”医生呢？大多数情况下，患者会关注第一个 A——可及性。或者沿用汽车机械师的例子，我需要的是修好汽车，并且现在马上就修！

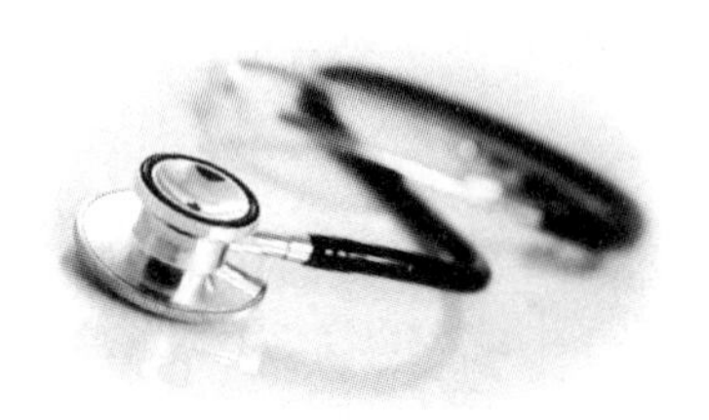

第六章

明星医生可及性

明星医生法则3：

时刻准备着为患者服务

明星医生必须要有时间为患者看病。我并不是指每周7天每天24小时或者“这是我的手机号码”式的可及性，除非你要像酒店服务员那样全天候忙碌。但是，如果你的患者在上午9点因为咳嗽、流鼻涕给你打电话，而那天你正好在诊所，你应当为患者安排当天的预约。

这是一种双赢的局面：患者满意地得到了医生的服务，而你则可以在可控时间内快速地对这种上呼吸道感染（URI）病例开具收费账单。并且如果保险报销政策保持不变的话，你花5分钟治疗上呼吸道感染获得的报酬，可能会和治疗那些超级复杂的病例相同。

对于急症患者，明星医生会在当天或第二天就给予问诊。这是怎么做到的呢？稍后我会向你说明，通过遵守明星医生法则，以及缩短非直接服务患者诊疗所花费的时间，你将会把自己解放出来，将时间集中在真正重要的事情上——患者诊疗。

立即问诊对于患者而言意义重大。那些焦虑的患者，心情往往是愤怒或不开心的。当你感到有疑问时，把患者叫过来，做一个快速检查，可以消除他们的焦虑情绪，同时你又可以避免后期接到不计报酬的电话。要向你的员工强调，永远不要在你不知情的情况下将患者打发走。Emily Nabors 医生说："我始终提醒我的员工，我们工作的目的就是为患者服务——他们绝不是讨厌鬼。"

总结起来：医生的可及性 = 预约空挡。现实情况是，在传统报酬模式下，医生只有在办公时间，或者在患者床边工作时，才能获得报酬。我们唯一能拿到报酬的方法是问诊。因此，如果你的患者想要找你谈话，你就应该把他们邀请到你的诊所，为他们安排预约。

患者有问题、忧虑或需要说明情况时，也需要把他们邀请到诊所来。

对于患者家属的问题和忧虑，需要为他们安排预约。要鼓励患者家属陪同患者就诊，并且在患者在场的前提下（医疗保险公司要求），也应欢迎患者安排有家属参加的病情讨论会。

这种策略不仅在财务上是明智之举，而且我们也可以通过提供更多面对面的问诊机会，进一步优化患者的医疗服务。让患者来诊所看病，可以说是对患者进行评估和提供优质医疗服务的最好方式。大部分患者会因为医生提供了完善的服务而心存感激，那些少数的、只想按照自己的条件（通过电话或电子邮件）寻求服务的患者，大可以去找别的医生。

不管你是受雇于一个医疗机构，还是独立行医，有偿的患者接触是你和你所在的公司获得净收益的主要来源。没有患者问诊等于没有工资、没有员工加薪、也就没钱交电费。

明星医生窍门：

在尽可能的情况下给患者看病

提供立即问诊服务的意义不仅仅在于它在财务上是明智之举。向患者敞开大门是我们的职责，也符合患者的最佳利益。患者的问题和忧虑应该得到解决。如果他们有病情方面的忧虑，应当得到检查。除非别无选择，我们不应该让他们落得向零售式的免预约诊所或到急诊科求救的境地。作为一名家庭医生，在治疗急症患者方面，我们比那些随机的、零售式的“急症中心”和医疗中心处于更有利的地位。因为在那些地方，极少能看到患者的既往病历，诊疗工作几乎全部是由执业护士承担(某项研究给出的比例是95%[3])，并且大多数情况下，患者的治疗信息也不会反馈到患者家庭医生那里。

作为医生，如果我们不给患者看病，对我们自身来说也是一种损失，因为我们的患者可能会因此流失到与我们有竞争关系的急症中心去。上述所引用的研究显示，去这类诊所看过病的患者，将来生病时不大可能再回到家庭医生那里接受治疗，同时，患者诊疗的连续性也会降低。这种局面对患者不利，对我们也不利。

如果你有那么几天不在诊所里，在没有紧急情况时，可将患者预约到下一个出诊日。对于紧急情况，安排一位信得过的同事顶替你，或者与一家高质量的急症中心合作，并且确保它会向你提供患者(那次就诊)的病历并协助患者复诊。

近期，我同一家急症中心进行了合作，这个中心的医生和助理医生都是我信任的人。坐诊时，我会为所有的到访者看病；当我不在诊所时，我的患者可以在任何一天去找我的同事看病，急症中心的员工可以从我这里拿到患者的病历，并且在患者看完病以后，我会从他们那里得到所有的治疗记录，这样我就可以回顾治疗方案并自己安排复诊。

为了让这种安排发挥作用，与你的代班医生或急症中心保持紧密的关系是非常关键的。当你不在诊所时，安排你的员工随时接听电话并协助转诊的做法是很有帮助的。在我的诊所里，我们为患者印制了特殊的身份卡，以便患者在急症中心出示，保证诊疗最大限度上的连续性。

明星医生窍门：

不要牺牲你的时间

但是我们从哪儿挤出时间去看这些额外的患者呢？首先，第一步是要消除一天当中被浪费掉的时间，其中最重要的一个方法是停止把医生的时间白白浪费在无报酬的劳动上。

与律师不同，我们只有在与患者面对面接触时才能对其计时收费。目前，医生打给家属的电话、电子邮件、与护理中心主任的谈话等等，都无法得到报酬，虽然这些活动可能花费了医生相当长的时间，但是如果将这些时间用在诊所患者身上会产生更好的效果。

得到合理报酬的唯一办法就是在你的诊室里见到患者。因此，开药需要预约，实验室检查需要预约，与此类似：保险预审表、填写保单、残疾证明、残疾人停车证明、工伤假条、学校假条、工作体检表……都是需要预约的，你懂的。

只要表格出现在你办公桌上，就将它转给你的秘书，并附上一张便条，让秘书把患者请到诊所。如此这般，节省出来的时间是巨大的——虽然每份表格可能只花费几分钟时间填写，但是医生会淹没在大量的文书工作当中，以至于一个普通的医生要将16%的时间花费在与当前患者无关的行政事务上面。[4]这几乎等于平均每周花费9个小时的时间！

我发现，如果患者到诊所时文书处理工作已经完成，可以节省很多时间——病历已经为你准备好而不需要你自己去找，患者可以直接回答表格中涉及的很多问题，同时医生也有机会处理文书中涉及的医疗需求，比如更换药物，或者对治疗上有必要使用但是没有纳入患者保险的药物需请求预先核准。医生的时间获得了报酬，并且还因此有钱交电费。双赢。

那么，既然所有平时花费在文书工作上的时间都被解放了出来，在明星医生的日程中就有了大量的时间段用于当天的预约。你应该训练员工，让他们在患者打电话咨询的时候抢占先机，立即安排预约——在患者与你面对面接触时，你会乐于处理他们所有的需求。“今天感觉怎么样?”

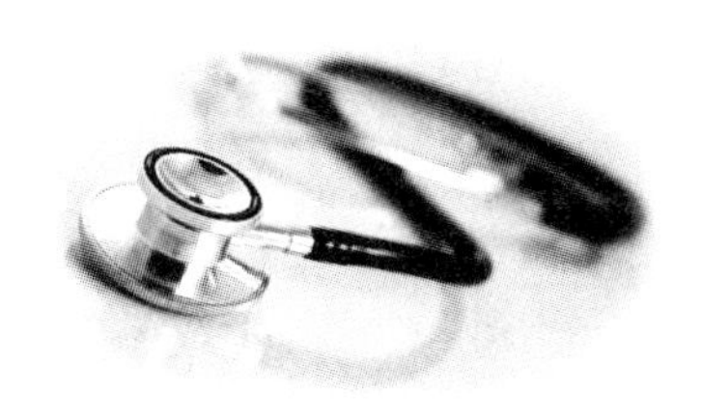

第七章

明星医生如何安排日程表

合理地安排工作日程，有几种不同的方式。通常会根据预约的类型来分配时间段：分配给新患者和查体患者为40分钟；给常规复诊患者为30分钟；给比较急、没有预约的就诊患者15分钟。在业务更繁忙时，可“双倍”或“三倍”增加时间段数量，比如流感或开学体检季节可能每5~10分钟就看一个患者。

如上所述，关键的一点是要保证你的日程安排留有足够的时间段用于急症和需要紧急就诊患者的预约。这些时间段可以分散在一天中不同的时间，或者预留在某些时间间隔中，比如每天上午的最后一个小时或一天的结束时间。

Emily Nabors 医生在她的日程安排中，为未经预约的到访患者和当天预约的患者留有5~6个可用时间段。“如果你不能在生病的时候去看医生，那么拥有一个医生有什么意义呢?”

医学博士、前总住院医生和明星医生 Roberta Chung 也赞同这种观点。“如果你为没有预约的患者留有时间段，那么你始终都可以为那些希望在当天就诊的人提供方便，而不必扰乱整个日程安排。”

传统日程安排的优势在于员工可以预测并计划患者的需求。而患者，尤其是退休患者喜欢提前规划他们的预约。爽约、取消预约或一连串的紧急就诊会完全扰乱你的日程安排。

另一种日程安排方式叫做“开放式访问”，这种情况下，不管患者出于什么原因到访，都可以在当天看病。这种类型的日程安排给工作繁忙的患者提供了更多的灵活性，但是会让员工在预测患者需求时——比如文书制备、保险核准等——面临挑战。

明星医生的“常规”日程安排永远不可能一成不变。因为日程安排受到如学期、暑假和流感季节等因素的影响，它像是一个有机生命体，会伸展收缩、有起有落。因此，要学会批判地分析那些总是被超额预定的日程或安排，不要害怕做出改变。如果这些改变没有效果，你大可恢复之前的安排方式。在日程安排的决策中，明星医生应当始终把员工因素考虑在内——因为你的诊所人员和护理人员拥有与你完全不同的视角，他们会留意到那些对你来说不那么明显的细节问题。

如果可能的话，提供一些早晨或傍晚的预约，甚至是周末的预约。你可以通过这种创新性的安排以及不断地试错获取与患者数量成正比的收益。有工作的患者和孩子的家长通常会特别感激连续的、灵活的日程安排。

不管什么样的日程安排方式，明星医生始终会记住他们关注的重点：患者诊疗。如果你很难满足患者的需求，首先要评估一下你是如何利用你的工作时间的。如果医生在从事非必要的以及耗时的任务，那么应当把这些任务交给其他团队成员去做。

对重大的、消耗医疗时间的行为进行评估，例如，员工工作低效、条件苛刻且管理成本巨大的保险合同，甚至是几个特别难对付的患者。这些都足以影响你的工作流程，并且影响到你为绝大部分患者提供所需的服务。相对于增加额外的临床时间或者停止接收新患者，消除这些因素也许是更为明智的选择。

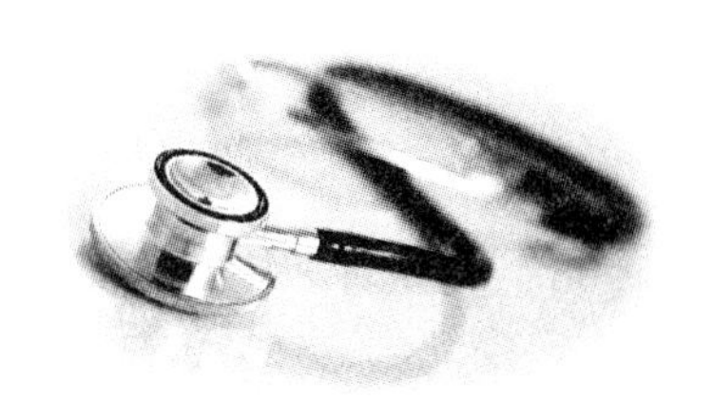

第八章

管理日程表中的棘手问题

“常客”

每位医生都有那么几位患有多种潜在心理问题的“常客”，尤其是焦虑症患者。这些患者往往没有预约就造访你的诊所，而且往往情况危急，严重影响当天的日程。

管理这类患者的关键是安排频繁的复诊。这样做可以减少他们当天预约或“紧急”预约的次数。如果你的患者知道他下周有预约，那么今天就可能不会因非重要的事宜而造访以寻求安慰。

每当我计划外出几个星期的时候，我会尽量在离开之前将最焦虑的患者请过来，只是简单接触下，并安排一次返回后的预约。这样，我就可以在外出时最大限度地减少他们无计划地造访我的代班医生或急诊室。

虽然你尽了最大的努力，但还是有一些患者不断地打乱你的日程安排，并消耗了员工的大量精力，对于这种患者，你应该考虑终止你们的服务关系。高负担的患者会消耗大量的时间，限制别人的就诊机会，并造成医生和员工的职业倦怠。

失约

失约，对于明星医生来说，是极少发生的事情——毕竟你的患者想要看到你！但是，有时候人的记忆力是不可靠的，因此，在预约日前一天打个提醒电话或发个电子邮件是很好的制度。

偶尔错过就诊是可以理解的，但是对于习惯性的爽约者，应当通过寄送一封标准的解约信并下逐客令，说明屡次失约就意味着医患关系的终止，并且会损害对他和其他患者的医疗服务。除非你想出了不会搅乱日程安排的替代方案。同样的方法也可以用于那些受到过温和提醒(再次提醒时可能就没有那么温和)但仍然习惯性迟到的患者。

超额预约

明星医生值得让人等待，但并不值得让人无限等待。最终，等待的人群会焦躁不安，开始乱扔东西。这种局面不是好兆头。

对患者敞开大门的主要风险是存在超额预约的可能。患者需要你时，你必须在那里，但是，你怎么能知道在某个特定的日子里有多少患者需要你呢?

虽然你可以根据趋势进行预测，但是，没有计划能囊括到因突如其来的寒流而涌入的哮喘患者，或者因最近的政治事件而增加的焦虑症患者。

首先，关键的一点是要通知患者需要等待多长的时间。Emily Nabors 医生说，“如果你拖延了，要确保通知到你的患者。”你的接待员应该告知患者，如果医生按既定时间问诊，那么他们最好在什么时间报到。如果日程安排确实较为紧张，或者诊所出现了紧急情况，要建议患者重新预约。

明星医生窍门：

在我们为患者重新安排预约时，应当尽量向他们提供“最好”的时间段——上午或下午的第一个预约，这些时间段很少出现拖延的情况。如果你在重新安排的预约里再次延迟，那么，再有耐心的患者也会非常恼火。

在拖延严重的情况下，如果医生能探出头来亲自向候诊室里等待的患者道歉，那是再好不过了。如果患者感受到他们并没有被医生遗忘，那么他们会对等待有更高的容忍度。大部分患者会对等待的时间表示理解，尤其是当他们了解到，不管明星医生拖了多久，在轮到他们看诊时都会受到充分的关注时。他们还知道，如果他们得了病，那么医生也会为他们随时敞开大门。

我的秘密：我在行医时经常会拖延，拖个把小时也并不新鲜。我憎恨这种状况——这会让我焦虑，不断让别人久等使我感到很抱歉，但是不管我怎样更改日程安排，拖延似乎成了不可避免的事情。尽管我意识到，一天当中紧急情况总会不期而至——不管是我必须叫一辆救护车为患者转诊，还是需要花额外的时间告知患者不幸的消息——但是我不可能预测到这类事情在一天中的什么时间发生，或发生多少次，因此，为所有的偶然性事件而进行计划是不可能做到的。

我习惯了例行公事地为我的拖延道歉（甚至是在我准时的时候！），并且，我绝不会试图把患者草草安排到以后的日程来“补偿”他们的时间。我的患者理解，如果我拖延了，那是因为我必须在其他人身上花费额外的时间——而且，如果他们哪天也需要这种额外时间的话，他们也会得到同样的待遇。或者说，正如一贯拖延开场的摇滚明星一样——除非观众听完了所有的畅销曲目，否则音乐会是不会停止的！

对于一个繁忙的诊所，虽然拖延不可避免，但是我们仍可以通过几个步骤来将患者的等待时间缩到最短。第一个步骤是按时开始你一天的工作——并且最好早一点。

明星医生窍门：

要提前15分钟开始一天的工作

这听起来像是常识，但是，这里面是大有学问的。比如，你的第一位患者被安排在上午8:00，并且按时到达，但是，在他完成前台的文书工作、进行了生命体征测量并由你的助手将数据输入你的电子病历系统时，患者准备问诊的时间已经到8:20了。同时，你8:15的预约已经准备好了，你8:30的患者提前到诊……你懂的。

因此，与其“按时”开始，不如想象一下提前15分钟的情形。

你和你的患者上午7:45到达诊所，在电梯里相互问好。患者被安排在7:45，看到你早早就来上班而心生敬意，因为这样一来，她就不必错过太多的工作。你走进诊所，打开电脑，冲杯咖啡，查看电子邮件……同时你的助手在为患者做各种准备。到了上午8:00，你的患者已经做好了准备，你可以按时开始你一天的工作。同时，你的下一位患者安排在8:15，所以你还有一段不错的缓冲区间。你午饭后的第一个预约也应该按照同样的方法进行。

明星医生窍门：

将第二天的日程安排和患者信息打印出来

最拖累办公流程的事情之一是缺少患者问诊所需的关键信息，比如病历和检查结果。任何类型的电脑问题都会彻底地摧毁你的日程安排。因此，明星医生必须准备好适当的应急计划。首先，在开始你一天的工作之前，要做好你的日程安排和重要的患者信息的准备。

经历过几次电脑死机之后，我深刻体会到提前打印患者信息的价值。更为重要的是，我们一直在前一天夜里就把日程安排，包括患者的联系信息，打印出来。在需要通知患者重新安排预约时，或者告知他们预约时间可能会出现延迟时，如果我们连打个电话都做不到的话，那还有什么比这更令人懊恼的呢？

你的员工应该在预约日的前一天或前两天核对患者的病历，确保相关信息（例如化验报告、放射报告、专科医生的会诊意见、需要填写的表格）都已备好。任何相关信息都应当提前打印出来，以便回顾审核，并在问诊时将它们提供给患者。理想状况下，你的诊所助理应当能够为你准备这些信息。Emily Nabors 医生说，“我很庆幸我的诊所里有位注册护士。没有她帮忙准备好所有必需的文档，我永远都不可能看这么多的患者。”

老年病学会主任、Ariel Cole 医生有着类似的经历。“我最终得自己准备很多文书。如果我有个护士帮我打印出所需的资料，我的工作效率会提升很多。”

使用提前打印的日程安排，还有助于使员工的工作跟上你的预期。医学博士、2007 年佛罗里达州年度全科医生获得者、佛罗里达家庭医学会现任会长 Jennifer Keehbauch 使用打印好的日程安排表来提醒她的助手需要完成哪些任务。“我写张带有患者名字的便条，罗列出我想让助手完成哪些工作，如需要重新做尿液检查、需要打流感疫苗等。如果医学助手是个新手，不了解我的工作节奏的话，这种做法就显得异常重要。”

明星医生窍门：

将上一次患者纪要清单送给患者。注意：要保证你的清单“通俗易读”！

将每个患者的上一次诊疗纪要清单打印出来相当有好处。它们不仅在你无法连接到电子病历时可以应急，而且你还可以通过浏览这些信息提醒自己上次问诊时处理了哪些问题，这样你就不必打开电脑，在多个信息页面间来回切换。

打印纪要的另一个好处是你可以用它来标记后续随访计划，或者更改药品的任何信息。随后，这份记录就可以送给你的患者。研究显示，医生提供的40%～80%的信息会马上被患者遗忘[5]，当患者离开诊所问自己“医生想让我做哪些事情?”的时候，这份纪要清单就会起到很好的参考作用。

通过阅读这份清单，患者也可以学到很多。我有很多患者再次到诊所时会问我这样的问题：“这份清单说我患有糖尿病。是真的吗?”尽管你很清楚你已经跟他们讨论过很多次有关糖尿病的问题了。

记住，超过三分之一的美国成年人缺乏足够的健康知识来理解他们所接受的健康服务[6]，因此，给患者分发这样的清单是让他们理解医疗计划的一个很好的途径。

很多患者也因为能有一份个人病历的纪要清单或者能将其提供给其他的医生而心存感激。

明星医生窍门：

对“附加”问诊收费

临时增加患者服务通常会造成医生拖延时间，但是，这在全科医生实践中是不可避免的。你经历过这样的事儿吧——你在检查室给一个健康的孩子看病，这时候妈妈指着她的另一个孩子说，“你能再给吉米检查一下嗓子吗？他最近总是抱怨嗓子疼。”

这时候你该怎么说呢？不？你必须为吉米安排另一个预约？当然不是。那样的话你岂不成了无情的恶魔了吗？“我告诉医生吉米病了，她就在现场，却连给吉米做个检查都不肯!”

因此，你要做的是瞧一眼吉米的喉咙，快速地检查一下其他相关的身体部位，同时询问病史，然后给出治疗建议，并在病历中写上医嘱。

你应该对给这个患者的服务进行收费。你走出去，低声告诉你的前台接待(写张纸条也可以)“请给吉米开张计费单”，然后按照你刚才提供的服务级别，根据标准代码进行收费。

同样的情况也适用于夫妻就诊。多少次，当你正在和夫妻中的一方谈话的时候，另一位开始问:“噢，顺便问一下，我的检查报告也出来了吗?”

即便你心生抱怨，你也要愉快地回应，“好啊，让我们看一下。”为什么呢?因为大部分患者并不理解这样做会打乱你的安排，而且如果你不回应他们的请求，他们会感到失望。“我只是在她恰巧就在电脑旁的时候请她帮个小忙，而她却非得让我安排个预约”，他们随后会这样向朋友抱怨。

因此，也许你也应该忍耐一下这种情况，并为你所付出的劳动收取报酬。

所以，当史密斯夫人抢占她丈夫的预约时间时，你应该马上找出她的病历表，看一下她的化验结果——如果时间允许的话，言尽其详；反之，略述其概。然后从前台那里要一张计费单。当你说“我还需要一张史密斯夫人的计费单”时，她就会明白你是什么意思了。

如果“附加”患者的化验结果需要进一步研究，你的患者通常会很乐意接受你为他安排另一次预约的建议，“这样我们才可以给予这件事应有的关注。”大部分人都理解，详细的解释需要另外安排一次会面——他们只是没有意识到，即便是简短地对化验结果进行解读，也会拖延医生的时间。

在我的经验中，大部分患者并不会抱怨医生对附加患者收费。如果他们坚持要问为什么“你在给我妻子看病的时候”也向我收费，我可以这样解释，“你对自己的健康有疑问，一旦我在电脑上打开你的病历，就会自动计算为一次服务。”患者通常会接受这种解释——如果患者对这种解释不满，那么他今后通常会避免再玩这种伎俩，或者他会选择别的医生。这也没有关系。

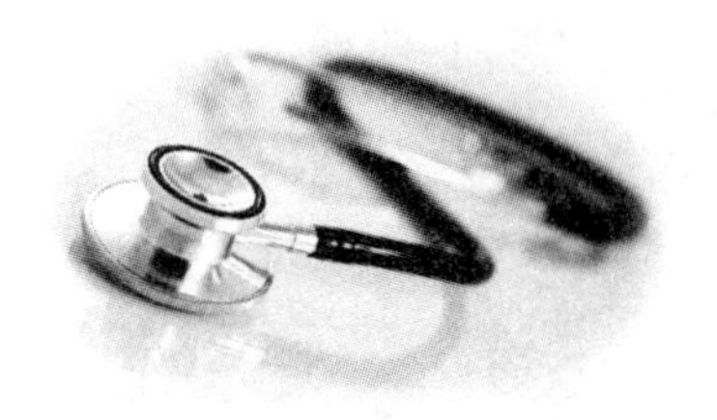

第九章

利用日程表来避免医生职业倦怠

尽管患者诊疗是明星医生的主要关注点，但是我们要明白，医生必须最大程度上减少职业倦怠。对我来说，最能影响医生士气的因素之一是诊所的闲置时间。

在我更换一份新工作后的头几个月里，尽管随着消息的传开，新患者在缓慢增加，但我的日程还是非常空闲。有时候，一天只有两三个患者，通常情况下，粗心大意的排班人员会将一个预约放在上午8:00，一个放在下午1:00，另一个放在下午4:30，而中间什么患者也没有！当时我的雇主要求我必须每周“坐满”40个小时的班。这简直就是折磨。

为了让自己忙碌起来，我尝试过所有事情——收拾办公桌、阅读医学期刊、拜访当地药房和专科医生来推销我自己，但是最终，一天当中还是有太多的时间要去填补。直到我的工作效率得到了快速提高，证明了自己，我才赢得了日程安排上的一些弹性，但是我永远不会忘记那些令人痛苦的日子。

一位能称得上明星的医生会对他的日程安排进行细致的分析，以便在最大限度上提高工作效率、减少闲置时间。如果通常你周一比较忙，到了周四有所缓和，那么周一就安排10个小时的工作，其他工作日就提前下班。如果周五早点回家或周二晚点上班对你来说很重要，那么就这么安排！

Emily Nabors医生使用了一种创新的日程安排方式。“周一和周二，我的工作时间是早9:00到晚5:00，周三是早9:00到中午12:00，周四和周五是早7:30到下午3:00。”这种安排让她在一周里面既有时间休假，又可以为上班族患者提供早上的预约。

在佛罗里达州炎热的夏季，家在北方的患者会回家避暑，这时候我的日程会显著地放缓。我开始试验每周安排3个12小时的工作，以便将这些天的工作排满，这样既能最大限度提高工作效率，同时又让我有一天额外的时间不必上班。有趣的是，我发现在这些12小时的工作班次上，即便当工作需求更加繁重时，我也能很好地满足常规患者的预约——尽管这些日子漫长而紧张，但是，每个月多了4天休息时间，我的生活质量得到了极大的提高，这不是金钱补偿所能相比的，同时我的员工也有同样的感受。

我的秘密：并不是所有的患者都喜欢我的这种日程安排。虽然上班族、学生和家长对早7:00或晚6:00也能得到预约表示欢迎，但是，有些患者却因为我不能每天都待在诊所并将他们的医疗服务转到其他医生那里而感到焦虑。没关系，家庭医疗市场的需求大于供给，总会有更多的患者来看病。由于我心情更为舒畅、职业倦怠程度更低，对于那些选择留下来的患者来说，我是一个更好的医生，我的职业满意度也获得了提升，我不再幻想着提前退休，因此我的患者也可以获得更为长远的服务。

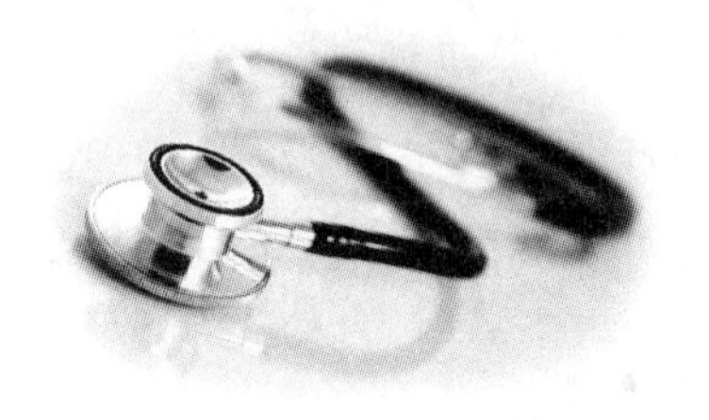

第十章

有“亲和力”的医生

可及性(Availability)

亲和力(Affability)

能力(Ability)

那么，我们为患者打开了大门。下一步怎么办呢？在可及性之后，我们的患者看重的是医生的“亲和力”。《韦氏词典》对亲和力的定义是这样的：

1. 令人愉快；

2. 跟他人谈话时轻松自如；

3. 拥有从容和友好的品质。

同义词

随和的、活泼的、乐天的、逍遥自在的、悠闲的、悠然自得的、老练的。

反义词

高度紧张的、心情焦躁的。

相关词汇

无忧无虑的、非正式的、从容的、懒洋洋的、平静的、不受影响的、漠不关心的、不大惊小怪的、泰然自若的、不担忧的、不着急的；亲近的、亲切的、不拘礼节的；灵活的、宽容的、仁慈的、宽松的、圆滑的、顺从的、柔和的；易接近的、可接近的；冷静的、沉着的、镇定的、坚定不移的；友善的、好交往的、同志般的、热忱的、和蔼的、非常友好的、衷心的、邻居似的、热情的、热心的。

近似反义词

讲究仪式的、端庄的、正式的、死板的、严格的；焦虑的、烦恼的、忧虑的、担心的；紧张不安的、提心吊胆的、神经质的、易受惊的、紧张的。

看一下同义词和相关词汇——“易接近的”，我们已经有所谈及了。“随和的”“可接近的”“热心的”“友善的”……听起来像是你喜欢一起闲逛的人，不是吗？

再来看看那些反义词：唉，“高度紧张的”“心情焦躁的”。有没有让你想起跟你一起念医学院的同学？

再看看“讲究仪式的”“死板的”和“烦恼的”。像是电视和电影里描绘的大部分医生的特点！

在某个特定的日子，明星医生或许不会特别和蔼可亲，但是能够学会在为患者诊疗时假装拥有这些品质。

例如，让我们思考一下其所要求的表现“无烦恼的、不担忧的”这个概念。我们是医生，我们几乎总是处于一种不安的情绪中。我们应该对我们的患者的健康问题感到忧虑，这是我们工作的性质，不是吗？

但是我们的患者想要看到的是，在我们走进诊室那一刻起，我们就能够将注意力集中在患者身上，患者是你唯一关心的事情。他想要感觉到你没有为他担心，因为他会好起来。一个明星医生，即便在情况不妙时，也要让患者有这种感受。

那么“不受影响的、镇定的”又怎么理解呢？一个有亲和力的医生，不管患者向我们讲了什么样的话，甚至是传统上被认为禁忌的话题，我们都应该表现出客观和完全未受影响的态度。

一个有亲和力的医生也被认为是“宽容的、仁慈的和灵活的”。因此，即使患者忘了吃药，他也不希望我们对他大喊大叫，不是吗？听起来合情合理。或者我应该说你得让患者觉得你平易近人。

明星医生并不一定非得在现实生活中真的很和蔼。和蔼有好处，但并不是强制性的。医生只是必须假装具有这一品质，而且要演好。记住，你正在舞台上，并且这个舞台不是餐馆、剧院。我们必须让患者信任我们。要获得患者的信任，首先得理解他们从医生那里真正想要获得什么。

那么，是哪些品质使得患者认为一个明星医生和蔼可亲呢？

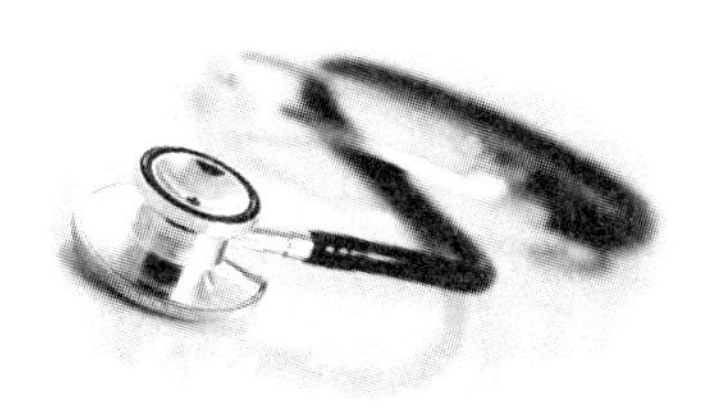

第十一章

明星医生具备的品质

在《梅奥诊所学报》所进行的一项研究中，患者描述了他们与医生相处时最好和最坏的经历。这项研究揭示了一个理想的医生应该具备的七项特质：同理心、自信心、人文、个性接触、坦诚、尊重、细致。[7] 如果这些品质正是患者所期待的，那么明星医生就应该给患者展现这些品质！

明星医生法则4：

学会表达同理心

《韦氏词典》将同理心定义为：理解和感受另一个人的经验和情感时的感觉；感受别人感情的能力。

同理心是医患沟通的关键，直接关系到患者的满意度和患者对医疗服务的依从性，还关系到可能发生的诉讼，以及临床效果。[8]同理心就是向患者传达：“我听到了你说的话，我理解并在乎你的感受。”

同理心就是向别人展现你理解和在乎他的能力。它是医患关系的基本组成部分。医患沟通专家 Paul Marsolek 这样解释同理心：“同理心不仅仅是一种感觉，它是一种行动，或者说它是一个动词。同理心就是让患者感受到他们是医生一天的工作当中最为重要的一部分。”

那么，为什么有如此之多的医生很难表现出同理心呢？

研究表明，学生进入医学院时有很强的同理心。[9]这是有道理的——我们当中的大部分人从医的愿望是为了减轻别人的痛苦、治愈疾病和奉献社会。不幸的是，我们的同理心很快被磨灭。医学院，尤其是第三年的临床轮转，对我们的同理心水平有着灾难性的影响。[10]

为了解释这种同理心减少的现象，衍生出了大量的理论，例如，时间紧迫所带来的压力和障碍，使医学生在情感上有要将自己与其在医院环境下所目睹的大量痛苦和折磨相脱离的心理需求，甚至还有理论分析了感性思维和理性思维相互切换时发生的神经递质的变化。[11]

虽然我们仍未能完全理解这种同理心的显著降低背后的原因是什么，但是已有研究显示职业倦怠、情绪疲劳、抑郁和犬儒主义会对同理心产生负面影响。[12]并且在我们住院实习期间，医学培训会不断加重我们的精神紧张。有关实习的研究显示，医学实习生在培训伊始所持有的激情会迅速转变为抑郁、愤怒和疲劳。[13]最终，医生在“整个职业生涯的战斗中奋力争取高工作效率，却挤压掉了与患者建立关系的时间”，从而面临同理心被持续性地侵蚀。[14]

为了成为患者喜爱和信任的明星医生，我们必须学会重新开发那些我们在刚刚进入医学院时所持有的同理心。我们在医学院中同理心的丧失实际上可能是我们在应对自身焦虑的过程中下意识地产生的一种适应行为，[15]因此我们必须学会以健康的方式管理那些与疾病和痛苦相关的压力。当我们感到焦虑时，我们就很自然地难以同情我们的患者。换言之，我们可能都需要一个自己的心理医生

（见第四十九章“医生的心理健康”章节）。

如何培养同理心：练习，练习，再练习

并不是每个人都特别有同理心，即便是对医学院一年级的学生来讲也是如此。幸运的是，展现同理心是可以学习的。正如医患关系专家 Paul Marsolek 所说：“如果同理心不是自然而生，那么就必须学习。每个人都拥有一些同理心——只是我们并没有意识到它。”

微笑

展示同理心最简单的方法是微笑。在进入诊室之前，我总是会先深呼吸一下，然后满面笑容地走进去。我微笑的时候，会给人一种我真心希望见到我的患者的感觉。（通常情况下我是这样的感觉，但并不总是！）我在临终关怀住院部工作时，也会向患者微笑，甚至是在他们最黑暗的日子里。一个微笑会给很多事情带来些光明。我的患者会问我：“你为什么总是这么开心？”嗨，你猜怎么着？我并不是一直都开心。我可能现在就不开心。但是我会表现得很开心，而且这样做会大有好处。

眼神交流

展示同理心第二种简单的方式：看着你的患者的眼睛。现在看起来，这并不难，对吧？

个性接触

个性接触与“诊断性”接触（如身体检查）不同的是，身体接触，或称社会接触，可以让患者更好地感受到医生所持有的同情感。社会接触指的是握手、拍背或短暂的拥抱等行为。[16]

倾听

积极的倾听，使用面部表情和肢体语言等对于展现同理心来说都非常关键（见第十五章“多给患者六秒钟”章节）。

培养好奇心

医学及公共卫生博士 Jodi Halpern 在其《临床同理心》一文中说道：“在医学培训中，医生们为了获取快速、标准化的病史信息，学会了压制自身的好奇心。”[17] 电子病历模板的应用使得病史采集方式更不人性化。当我们怀着诚挚的兴趣，通过倾听患者“自己的话”来获取病史信息的时候，我们就是在展现真情实感的同理心。

Emily Nabors 医生通过表达她对患者生活的好奇心来展现她的同理心：“我尽力同每一位患者建立一种感情上的联系。如果我能够与他们建立一种密切的关系，那种感觉就会像一种友谊。”

尽力设想患者的处境

不管你更喜欢哪种老套的表达（比如“换位思考”“待患如亲”），最重要的一点是，同理心就是要想象你的患者正在面临的情感和处境。尽管有时候这样做并不复杂，但是，我们也会遇到一些似乎很难找到一种合适的感情来表达我们的同理心的情况。Jennifer Keehbauch 医生说：“即便是那些整日无病呻吟的患者也应该获得我们的同情——尽管可以为他们感到遗憾，因为他们选择去做一名‘患者’”。

但当我们感到所有的同理心都从我们身上被挤压出去的时候，会发生什么呢？我们都有过这样的经历：在花了一整个通宵给一名儿童看完病以后，我们还得向另一位患者通报一个坏消息，噢，还有，医院管理人员正好走进诊所来要跟你讨论一下“患者满意度”分数的问题。这个时候，我们带着一种不良情绪走进诊室，而且还要面对一位特别难对付的患者。

现实中，我们都经历过这样的倒霉日子，只是在有些人那里，这种经历更为频繁而已。在一项涵盖了所有专科医生的调查中，我采访了43位医生，并向他们问了这样的问题："你多长时间必须得'假装'一次同理心？"60%（26/43）的人回答"总是"，虽然大部分受访者认为，在他们那里，表达同理心是一种自然流露，而不是假装。

一位全科医生这样回答："这是一种专业化的举止和行动，是需要练习、需要技巧的——我不认为这是假装，这是工作的一部分。"

一位参与调查的精神科医生回应说："同理心需要假以时日才有可能产生——如果你真正地倾听了一个人的故事，随着时间的流逝，在他身上发生的事情就会变得更加容易理解，尽管一开始时并非如此。当你理解了他们要应对的问题，以及他们为什么会处在当前这样的处境时，同理心就会油然而生——因为这时候你很容易设想你自己就处在那个位置。"

即便我们有时无论如何都无法产生出同理心，我们还是可以学习如何表现它的。医学博士、全科医生、女性健康医学会现任会长Jennifer Keehbauch说，练习同理心最终会带来真正的同情感："我深信不疑的一个理念是'在真正成功前，假装成功'。我发现，如果你能假装到上午10点，你通常可以安然度过最糟糕的一天。"

明星医生窍门：

学一门表演课

没有真情实感却能够表现出同理心的诀窍在于展示出的效果要令人信服——这也是为什么表演课可以帮助塑造明星医生形象的原因。

我一直坚信，在学习如何成为一名医生方面，我上过的最重要的课程与自然科学没有半点儿关系。我在中学时参加的戏剧社要比在医学院课程中学到的临床技能更能让我学会如何处理人际关系。

我的这一理论是有科学依据的，美国心理学会的一项研究显示，角色扮演（或表演）教学不仅能帮助学生表现得有同理心，而且实际上也有助于创造真正的同理心。研究表明，仅仅是表演同情就可以降低“与医学院经历相关的固有移情作用”。[18]另一项研究也证实了这种观点，发现那些天生内向的人在假装外向的时候会感到更加快乐。[19]

虽然这不是绝对的“原则”，但是参加戏剧社或表演课对成为明星医生来说是很有价值的。让我们暂时现实一点，我们当中任何一个人都不可能在任何时候都保持真心实意的同理心。

如上节所述，研究证明，随着医学院学业进度的不断推进，同理心水平会显著降低。对于为什么会发生这种情况，学界有很多观点——有的认为这是一种防御机制，以保护心灵免受周围痛苦和折磨的侵蚀；有的认为这是一种摧毁感或同情疲劳；还有的认为这是对更高级别的住院医生或学长的角色模仿。不管是什么原因，医学职业会将你打击得屁滚尿流。因此，医生群体中的高自杀率也不足为奇了。但是公众对这些却毫无概念。记住，他们所了解的东西大部分都来自最新一季的《实习医生风云》或《实习医生格蕾》。

那么，就让我们从好莱坞电视剧里找点线索，吸收一些表演的成分到我们的日常工作中去吧，尤其是当我们认识到我们身处舞台上的时候，更应如此。

与其说“我不是一位医生，但是我在电视上扮演医生”，倒不如说“我是一位扮演电视里医生的医生”。

注意，我不是影星梅丽尔·斯特里普。我绝大部分的表演经历都来自于20多年前一所小镇高中制作的《屋顶上的提琴手》和一些老掉牙的杂耍短剧。没有关系。在这些小角色中，我学会了如何扮演别人的角色。像《演员工作室内幕》中那些讨人厌的明星一样，我可以问自己：“这个角色是谁？她是怎么想的？她为什么做那些事情?”

没有人期望你拿到奥斯卡——只是暂时将你自己的感情和行为放在一边，假装你是另一个人——一个体贴他人的、称职的、富有同理心的人，或者你心目中的理想医生应该拥有的任何品质。当那些能够创造出良好的临床态度的特点被具体表达出来时，它们就不那么像是被“伪造”出来的了。

因此，当你某一天事事不顺的时候，在你打开诊室门之前，就要将大脑转换成表演模式，做一个“明星”医生。

传递自信心

让我们重新回溯一下患者渴望从医生身上看到的特点，这次我们关注自信这一品质。还记得我们的摇滚明星吗？他穿着奇异的服饰——贴身豹纹紧身裤、紫色围巾、20 世纪 80 年代的爆炸发型，或许还带着一顶滑稽的帽子，由于这顶帽子只有他才戴，粉丝们才争相购买。同样的道理，学会展示自信心也是成为明星医生的关键品质之一。

《牛津词典》对“自信心”的定义是：“出于对自己能力和素质的了解而表现出的自我满足感。”

而我们确实应该为我们所取得的成就感到满足。根据美国全科医生学会(AAFP)的统计，在成为全科医生前，一位普通的毕业生已经花费了总计 21 000 小时的时间来学习医学，其中 6 000 个小时为医学院头两年的听课和自学，另外 6 000 小时为临床实习，10 000 小时为住院医期间所参与的患者诊疗。[20]很明显，经过这么多年的培训，我们已经获得了一名医生所需的能力和素质。

尽管我们接受了大量的教育和培训，但是当我们开始单独行医时可能并不会感到胸有成竹。患者诊疗服务以及临床决策所带来的责任感很容易让我们感到手足无措。

但问题是，患者想要的医生是自信感十足的医生。明星医生必须学会表面上对自己的能力有自信或感到满足。同时，我们还必须避免太过自满而给人以夜郎自大的感觉。

那么，在我们感到没有自信的时候，如何向患者传递自信感呢？我们必须表现得自信。我们可以这样做：

（1）肢体语言。一位自信的医生走进房间的时候要高扬起头。他/她站立或坐着的时候要挺直腰板，肩部向后，抬头挺胸；他/她握手时坚定有力；在镜子前练习你的姿势，或者找个朋友对你进行评判；练习握手。这些听起来有些幼稚，但是，练习表现得有自信会促使真正自信感的形成。

（2）眼神交流。良好的眼神交流是展现自信心的关键。一个自信的医生会看着他的交谈对象，而不是看着电脑或病历。在电子病历面前，这样做虽然非常困难，但是这是最基本的要求。

（3）说话方式。自信的医生不会说话含混不清或者对着地板讲话。他们说话清晰，声音洪亮，语速适中。在镜子或朋友面前练习你的医学演讲吧。

（4）着装。有研究证明，职业着装，包括白大褂，会激发患者对医生的信心。[21]老年病明星医生 Ariel Cole 说，“穿着要得体。”

（5）态度。自信的医生不会妄自菲薄或贬低自己的形象。他不会说一些让患者感到害怕的事情——比如“这是我第一次独自做这事儿”或“我不知道你哪里出了问题”。并不是说医生在自己不知道答案时也不应该承认！但是，下面这样的陈述方式会更令人安心：“关于这一问题，我有很多想法，但是为了保证诊断的正确性，我想安排一些检查。”并且，如果你需要查一些东西，你可以这样说：“有关这一话题的科学研究和指南总是在不断发展。让我们先查一查，看看最近几个星期有没有什么新的进展。”如此一来，你看上去既有自信又考虑周密。

（6）不断学习。Roberta Chung 医生说：“回想起我单独行医的头几年时光，我意识到，尽管我跟老道的医生比没有那么多的经验，但是我确实有很多可用的资源。如果我不知道答案，我会告诉患者：‘为了保证你能接受到最好的治疗，有些东西我得研究研究。’他们很尊重，同时也很感激我能为了保证做事正确而付出额外的努力。为了能适应我面临的医疗挑战，我也做了大量的阅读和研究工作。”

不幸的是，对于钻研书籍来说，是没有什么明星秘诀可言的！

展现你的人性

患者很珍视的医生的另一个特征是人性——他们更愿意觉得他们的医生跟他们很相像。正如医学博士、佛罗里达州那不勒斯委员会认证内科医生、2012 年度地区卫生系统年度医生奖获得者 Carlos Portu 所说的那样，“患者更喜欢医生展现人性的一面。他们希望能够与你在某种水平上联系起来，这样他们在谈论一些尴尬的事情时就会感觉舒服点”。

Portu 医生展现人性的方法之一是与患者分享他生活中的一些细节。“当患者问我过得怎么样时，我会尽量地分享一些跟我有关的事情。你不必透露你内心深处最鲜为人知的秘密，但是患者对我们所经历过的事情稍微产生点同情感是蛮有益的。他们需要知道，仅凭你获得了医学博士的文凭，并不能保证事事都能获得令人满意的结果。”

患者喜欢这样，尤其是所分享的信息与患者自身的情况相匹配、简短且与患者相关时。[22] 医学博士、中佛罗里达大学运动医学医生、年度全科医生员工奖获得者 Doug Meuser 发现，与患者分享个人信息是有好处的。“我会采取一切办法让患者意识到我真心地在乎他们。如果向他们提供与我有关的信息能对他们的医疗保健有益，那么没问题，我可以这样做。”他强调，在大学校园这样一个行医环境中，“年轻人喜欢我和他们分享我常常讲给我女儿的话：‘如果你是我的儿子或女儿的话，我会告诉你这样这样做’”。

个性接触(Personal touch)

患者认为理想的医生应该是可以个性接触的，这涉及将患者作为一个个体来看待，而不是将他们当做一个病号或者疾病载体。展现个性接触的方法之一，是展示你对患者病史、家庭状况或兴趣爱好的熟悉程度。

Carlos Portu 医生建议说：“过问一下患者的社交生活。如果你不是天生的

‘开心快活人’，当然，并不是每个人都是，那么给自己写张便条，注明患者的一些小细节，在下次就诊时尽量提及它们。尽量创建一个新的话题，以便下次你可以询问他们。这样患者会感到你本人对他们感兴趣。”

个性接触意味着在走进诊室之前你就知道为什么患者会来到你的诊所——你可以在进入诊室之前，通过快速浏览一下病历或跟护士快速交谈几句得到这些信息。

Jennifer Keehbauch 医生说：“我始终要求我的医务助理提醒我患者的个人信息。如果医务助理花了五分钟的时间谈论患者的出海旅行，我就可以一阵风似的走进诊室说——哇，我听说你参加了一次神奇的旅行！这时患者与医务助理分享的时间就转嫁到了我这里。”

研究显示，为了展现个性接触，医生并不需要回忆起大量的细节信息。只要稍微提及一些对患者来说很重要的细节就很讨人喜爱，尤其是在记得或询问患者配偶或子女的情况时。

最后，真正的个性接触可以建立与患者之间的情感纽带，比如接触患者的肩膀、手或者是在合适的情况下拥抱一下。Emily Nabors 医生说：“不管我是否需要做检查，我总是要接触一下患者。”

诚实和坦率

总体上来说，医生被认为是值得信赖的群体。盖洛普调查机构发起的一项民意调查显示，69% 的受访者将医生评价为有“较高的或非常高的”诚实水平。有趣的是，这种趋势似乎在增长，20 世纪 80 年代和 90 年代有 47% ~58% 的人如此评价，到了 21 世纪头十年增长到了 63% ~70%。[23]

在引言中，我提到早期我作为一名年轻医生的经历，以及一种“通过编造借口蒙混过关”的感觉。作为一名自主执业的临床医生，这并不是一个明智的选择。我们需要勇于承认未知的事物——哪些事物是还未被科学界所理解的，哪些事物是超出医生经验或能力或知识范围的。

正如Nabors医生说的那样，“医生需要真诚。我总是告诉我的患者，‘我没有你说的那样优秀啦’。如果患者不信任我，他们就不会告诉我我应该知道的事情，我就不能准确地对他们进行诊断。”

患者希望医生对他们诚实、坦率，即便是在不好的消息出现时。在讨论临终护理时，这尤其重要，这个话题会在后面的章节进行阐述。

很多医生对于讲出全部真相感到犹豫，因为我们害怕这种信息会使患者忧虑或受到伤害。有时候我们会问自己：“患者真的想知道这个吗？如果不让他们知道，不是更好吗？”出于保护患者的目的，家属要求我们对患者诊断结果保密的情况并不鲜见，并且，即便是对患者的“自身利益”有利的信息，他们也可能不想让医生过多透露。

尽管我们为保护我们的患者而忧虑，但是，多项研究已经证实，患者确实希望医生告诉他们事实，即使是坏消息。[24]

那么，我们怎么协调这种冲突呢？可以直接问你的患者：“对于这种情况/疾病/预后，你想知道多少？”如果我们纠结于应该透露多少信息，我们向患者寻求帮助也是可以的。[25]

明星医生窍门：

直接询问患者他们需要知道多少信息

向患者提供真实的信息是我们的责任，这样患者才能对他们的健康作出明智的抉择。我们的目标应该是尽可能的诚实和坦率，用体贴和同情来缓解令人痛心的事实。

道歉

诚实的另一个方面，是在出问题时能够对患者道歉。在我刚进入医生这个行业时，应患者的要求，我对一位50岁的女士采用了激素替代疗法。我没有考虑到她近期髌骨发生了骨折这一因素，尽管当时骨折的部位还打着石膏。几个星期之后，她由于深静脉栓塞和肺栓塞被收住医院。

当她出院后在诊所看到我时，我立刻意识到我的错误，虽然很痛苦，但我还是向她解释了我的错误并且不断地道歉。她的回答令我很吃惊，“我知道，医院里的医生告诉我了。但是我知道你也不是有意的。”15年过去了，她仍然是我的患者。

最近几年，关于医生致歉的观念受到了广泛的讨论，律师、风险管理师和学界往往存在相互冲突的观点。关于医生致歉，每个州都有自己的法律。大部分州鼓励一种表示同情的慰问，而不将其视为承认有责任。[26]

说“我很抱歉”并不一定意味着承认罪过或过失，但是它可以表明你很在乎一件事。大部分沟通方面的专家建议，如果你本能地倾向于向患者道歉，那么就应该做出简单、真诚的道歉。

尊重

理想的医生会尊重他/她的患者、同事和工作伙伴。不幸的是，作为普通人，我们受制于潜意识的偏见。比如，研究显示，医生对高体重指数(BMI)人的尊重感较低[27]，对老年患者尊重感较高。[28]

意识到我们固有的偏见有益于我们练习如何展现对别人的尊重。利用同理心——“若非天恩眷顾，我亦难以幸免”——可以帮我们尊重那些身处不幸境地的人们。当我们感到厌恶，或者当反感油然而生时，问问自己“如果我体重有300磅，我会是什么感觉?”或“如果我听力严重受损，或是无家可归，或是个文盲的话，会是什么感觉?”

尽管与那些跟你持有相反观点、不同理念和不同宗教信仰的人打交道比较棘手，但是一位明星医生懂得如何巧妙地回应他们，如何转变谈话的方向，而不是参与到辩论中来。你可以练习一下这个通用的回应方式：带着一种疑惑的表情说

“哎，又是政治!”然后稍微摇摇头，这通常很有效。

展示尊重的一种简单的方式是称呼患者的正式名称——除非患者另有要求，你可以酌情按职位加姓氏的方式称呼患者。使用居高临下的称呼方式，比如“亲爱的”，是不尊重人的。

维护隐私是表现尊重最重要的一个方面——在患者脱衣服时要给予适当的遮挡，避免在别人能听到的情况下谈论患者的病情，并为患者保密。

患者的代言人

这点虽然并没有列入明星医生特质的“清单”，但是我认为将明星医生其他特质连接在一起的就是明星医生要成为患者利益的代言人和倡导者这一特质。问一问你自己：“这符合患者的最佳利益吗?”——这是提供明星式患者诊疗的关键。“如果患者是我母亲、我兄弟的话，我会这样做吗?”

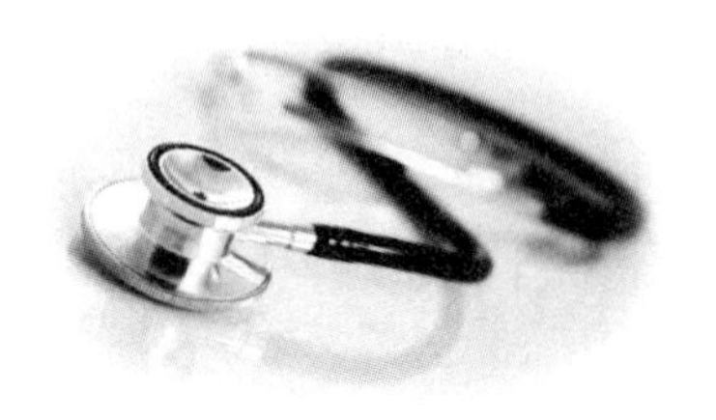

第十二章

明星医生的现场：舞台设置

明星医生必须拥有良好的环境或舞台来开展工作。尽管富有经验的临床医生可能已经拥有设计良好的诊所空间，但一位新医生可能仍然处于规划准备阶段。不管是哪种情况，对于明星医生的舞台，最重要的元素是要设置一种能使患者产生积极体验的格调。

即便是最富有经验的医生也可能会对诊所的观察和感受产生免疫，因为我们每天都面对它，丧失了用新的眼光去审视它的能力。几个星期之前，我就发现了这种情况。我在患者休息室停留了一会儿，恰巧瞥见天花板，看到通风管道塞满厚厚一层灰尘和杂物，我大吃一惊。好恶心！我的患者忍受这些东西都好多年了，而我却毫不知情。

候诊室

在你这位明星医生登上舞台之前，你的患者就已经进入了演唱会现场——你的候诊室。

尽可能让现场方便、舒适。最重要的是，候诊室和整个诊所应该尽可能干净整洁。患者将诊所视为一个卫生的环境。蜘蛛网和灰尘、绒球绝不会激起患者对医生的信心。

由于人员流动大，这会是一个相当繁重的工作，并且需要全体人员齐心协力，每天对办公区域巡视几次，倒掉杯子里的咖啡，丢掉用过的舒洁纸巾，丢掉被撕毁的杂志。

明星医生窍门：

让你的员工参与到诊所区域的“卫生巡查”中来

每天看过患者之后，都要对诊所进行一次大扫除，包括吸尘、倒垃圾、填充皂液器。每天都要用抗病毒清洁剂将诊室外表面擦拭一遍。

在当前的工作中，我很幸运有一个保洁服务公司对诊所进行基本的日常清洁。当年，我在资金不足的联邦政府认证的健康中心工作时，我和同事们抽签来决定如何分配清洁任务。如果每个人都齐心协力，那么保持相当水平的清洁并不是一件难事。

对于更为困难的任务，如清洁踢脚板、地板、补漆（你会惊奇地发现，墙上出现轮椅痕迹的速度有多快）、清理通风管道和除尘等，要保证经常性地进行专业的彻底清理。

说到灰尘，要遵从过敏专科医生同事提出的建议，将无价值的小摆设的数量降到最低。任何没有实际用途的物件都是灰尘聚集的目标。特别是要避免人造的花草！它们不仅是灰尘的“吸铁石”，而且很俗气，抱歉，但是确实如此。并且，正如我们的过敏专科医生朋友所建议的那样，尽量避免使用地毯、窗帘和坐垫——这些都是藏污纳垢的绝佳地带。

最大程度上降低细菌暴露

你的候诊室是效率惊人的细菌传播媒介。看看你的候诊室，有没有人正对着一名健康的儿童咳嗽呢？如果有的话，那你就得做好心理准备了，大约一个星期后，你要给这个孩子看同样的疾病。这种状况很不好。

明星医生会培训她的员工将急性患者迅速从候诊室转移到被隔离的诊室，如果不方便的话，就应要求患者带上一次性口罩。前台应该提供口罩，还要有指示牌建议潜在的传染性患者向前台员工报告他们的情况。

Emily Nabors 医生是一位既为儿童又为成年人看病的全科医生，她的建议更好："为患者和健康人分别提供候诊室可以防止疾病的传播。"

将纸巾盒、洗手液和处置废物的垃圾桶按需分布到整个候诊室区域。

空气净化

之前，尽管我使用了大量的抗组胺剂，但是来到办公室后还是会突发过敏，我开始寻找净化空气的方法。环境保护署(EPA)建议，提高空气质量的最佳方式是通过打开窗户让新鲜空气进入生活区域。这对节能型的建筑来说尤其重要，因为这些建筑室内的空气质量通常较差。

如果可以的话，我很乐意打开窗户。但是，我工作过的办公室里从来没有配置过能够打得开的窗户，只好退而求其次：购买昂贵的空气净化器。

我对空气净化器做了大量的研究，但这一过程并不顺利。尽管我找到了很多可供选择的材料，但是都没有提供它们确实有效的数据。最终，我买了几种不同的产品，找到了我最喜欢的空气净化器。自从我买了这个净化器之后，就有患者评论空气多么新鲜，很多人请求我告诉他们从哪儿买到这种净化器的。

你还可以考虑使用植物来净化空气。20 世纪 80 年代，NASA 的一项研究显示，有些植物对于清除空气中的甲醛和其他挥发性化学物质很有效。[29] 但是，诊所中枯萎的或者濒死的植物并不会增加患者的信心！

一定要选择生命力顽强的植物——我的选择是黄金葛，它是唯一一种我能养得活的植物。究其原因，除了并非恶意的忽视之外，还有一个因素，那就是荧光照明灯。像对很多人一样，它似乎对植物健康也是不利的。

更好的选择是找一家植物服务机构照料你的植物，更换那些看起来不健康的植物。如此一来，你的诊所会看上去更加具有吸引力，植物还会带来额外的心理效益。

NASA 公布的前十位具有空气净化作用的室内植物：

1. 散尾葵(Areca palm)

2. 棕竹(Lady palm)

3. 观音棕竹(Bamboo palm)

4. 橡胶树(Rubber plant)

5. 龙血树(Dracaena)

6. 洋常春藤(English Ivy)

7. 矮枣椰(Dwarf date palm)

8. 榕属植物(Ficus)

9. 波士顿蕨(Boston fern)

10. 和平百合(Peace lily)

舒适化布置

设计诊室时，要留意不同患者人群的舒适性问题。很多患者不能自由移动或者有体重方面的问题。如果你能提供带有扶手的椅子，体质弱的患者会非常感激你。严重肥胖的患者则更喜欢大号的或者没有扶手的椅子。对我来说，看到极度肥胖的人挤进一张普通型号的椅子里，总是让人感到心痛。这也是为什么肥胖和敏感的人可能不愿去诊所的另一个原因。

骨科医生 Ed Douglas 是密苏里州斯普林菲尔德先进替代医疗中心的一名独立执业明星医生，他说：“我将我的诊所设计得‘像家一样舒适’，我的候诊区域并不像其他诊所那样。我使用了居家样式的家具，而不是常见的候诊室家具。颜色令人宁静……由于我们的诊所不会给人一种冷酷、乏味或医院的感觉，患者给了很多赞誉。”

Emily Nabors 医生在她的候诊室使用了一种 SPA 温泉疗养式的暗棕色设计。“这就像沙漠里的一块绿洲”，她说：“我的诊室还配有窗户，可以让自然光照射进来。”

室温控制似乎是个棘手的问题。当室外很炎热时，诊所里似乎总是让人瑟瑟发抖；当外面很寒冷时，诊所里又暖和得让人窒息。尽量将候诊室的温度保持在一个令人舒适的水平。光线应该足够明亮，保证阅读的舒适性。如果可能的话，尽量使用侧光灯，而不要用荧光顶灯。在一个标准的候诊室里加几盏台灯可以增加温馨感。

尽管芳香电热片或空气清新剂受到很多患者的欢迎，但是要当心它们可以导致敏感患者的过敏反应、偏头疼甚至呼吸窘迫。我更倾向尽量不使用这些产品，而是使用空气净化系统(见“空气净化”章节)。

创造一个舒缓的环境

噢，在诊所放置一个吵闹的电视机是多么令人鄙视的行为啊，尤其是当电视调到新闻频道的时候，更为嘈杂。不管你有什么样的政治倾向，任何特定的新闻频道都很可能冒犯到50%的患者人群，更不要提大部分电视新闻里所使用的那种负面的、吓人的语气了——怪不得你的患者在回到诊所的时候会血压升高。

如果你非得在你的办公室放一台电视机的话，选择一个节奏舒缓的频道，比如旅游频道或动物频道(小狗、小猫，有人喜欢吗?)。将音量保持在合理的水平。

我更偏爱没有电视机这一选择，取而代之的是播放一些轻柔的音乐，最好是古典音乐或其他让人放松的音乐。大自然的声音——比如抚慰人心的海浪声，也是一种让人平静下来的选择。Douglas 医生建议说：“可以在整个诊所和诊室/治疗室播放一些平和的、令人放松的音乐。”

Emily Nabors 医生也指出，播放音乐有助于“淹没谈话的声音”和保护患者的隐私。

正如上文所提到的，室内温度应当舒适，照明要适当。如果你想使用水景和植物进行装饰，尽管去做，只是不要用假的植物！

保证方便性

如果你的患者能够轻易找到你的诊所，那再好不过了。虽然在某些社区树立指示标牌是一件很棘手的事情，但是你还是应该尽力让你的诊所能在主要道路上被方便地看到。在首次安排患者造访时，向患者提供方位指示说明是个不错的选择，或者也可以在新患者拜访前将这种信息与他的相关文件一起寄给患者。

在你的办公大楼里巡视一遍——从办公楼迂回曲折的楼道里绕到你的诊所困难吗？办公楼配有足够的引导患者到达你诊所的指示标牌吗？要保证你诊所大门上有显著的、专业的标牌。

诊所内部应该配备设施良好的卫生间和一台饮水机。我们发现，患者很感激我们为他们提供了小型咖啡吧——尤其是对于早上的预约来说，更是如此。

另一个方便的设施是给患者提供 Wi－Fi 互联网。我发现，这是我的患者群体中需求最高的设施之一，不仅仅是商务人士需要它，还有带着孩子的家长，以及其他想要上网打发时间的人。

对于那些仍然喜欢阅读一本好杂志的“老派”患者，要挑选一些最新的阅读材料，让等待更惬意一些。要提供涵盖不同兴趣类型的杂志——流行文化、商业、时尚、体育、科学——任何可以防止患者无聊的内容。要保证这些杂志是新近发行的——你不想在患者眼里被看作是那种收藏了一大堆老掉牙的过期《国家地理》的陈腐医生。

在诊室里一定也要陈列一些这类杂志。作为一名患者，没有什么比从候诊室放下阅读材料然后无所事事地坐在诊室里更为糟糕的体验了。除杂志以外，你可能还想提供一些书籍供患者浏览——在我的诊所里我们准备了一个以“捐一本书，拿一本书”为主题的书架，这些书大部分是我在旧货商店里买来的。

舞台设置——你的舞台

第一个与患者进行交流的是你的接待员或前台“协调员”。对于明星医生团队来说，这个人很关键，因为他/她会真正意义上为问诊做好铺垫。Emily Nabors医生说：“你的前台员工非常非常重要，他们把持着你诊所的入口。”

Roberta Chung医生也赞同这种观点，“前台员工是你的患者看到的第一个人，是电话中听到的第一个声音。她几乎与行政主管同等重要，但是不幸的是前台人员在大多数情况下是工资拿得最少、获得投资最少的那个人。”

前台在舞台上的参与程度与你相差无几。因此，前台员工在诊所中会感受到很多压力的现象就不足为奇了。事实上在诊所中，前台接待员的流动率是最高的。[30]

Chuang医生建议说：“关键是要雇用一名对的人，并且对他们的职业成长进行投资。他们要明白自己是团队的基本组成部分，是患者满意度的基本保障。”

Emily Nabors医生说：“你的前台员工应该是一位有条理、待人友好和乐于助人的人。”或者拥有被我称作“4P”的素质：礼貌(Polite)、尊重隐私(Private)、专业(Professional)、平易近人(Personable)。

礼貌

你的前台员工(以及其他办公人员)应该始终保持礼貌。有时候这种要求会很难做到(见《如何对付刺儿头患者》一章)，但是这对行医实践的成功来说非常关键。一名医务人员没有任何借口对待患者态度粗蛮。在这方面，明星医生是可以向员工起到带头示范作用的。

Emily Nabors医生喜欢这样教育她的员工：“我们工作的目的是帮助我们的患者——没有他们，就没有我们的工作。”

尊重隐私

当今，我不必向每个人解释什么是“健康保险便利和责任法案”（HIPAA）。HIPAA 的全部意义在于保证病历在交流和分享给未授权用户时，能够得到足够的隐私保护。然而，在某些机构眼里，这项法律条文已经超出了隐私保护的范围，这不仅为关键记录的分享制造了障碍，并且还有可能会损害患者的医疗质量。

但不管怎么样，前台员工必须把患者隐私当作头等大事。患者不应该听到你的员工议论其他患者的健康信息。要将电脑屏幕置于目光不可及的地方，使患者站在登记处窗口前时看不到屏幕信息，并将视线内的文件覆盖起来。

专业素养

前台应该有专业的形象，其他工作人员也应如此。一位明星医生的前台应该具备优雅的外观，尽量不到处张贴记号和便利贴，不摆设小饰物和家庭照。工作台应该尽量没有杂物碎片，将病历表、手册等放置在看不见的抽屉或柜子里。

你的前台员工应当衣着整齐、专业，外观应中性，并且基本可以融入背景颜色。避免留夸张的发型、耳环等。这里不是表达个性的地方，这里是诊所。

员工应该避免讨论与工作无关的事情。因为对于那些因生死攸关问题进入诊所的患者来说，谈论前一天的约会、最新的明星八卦或真人秀都是不合适的。对此，那条古老的黄金法则又一次发挥了作用。

尽可能快地将患者从候诊区域转移到诊室。当诊所员工护送患者去诊室时，除非患者另有要求，一定要称呼患者的姓，并使用合适的称谓，如先生、女士、博士等等。有些患者可能更喜欢被别人称呼他们的名——我有一个名叫凯瑟琳的 80 岁患者，她坚持我称呼她为“小凯蒂”；还有一个名叫德洛莉丝的 90 岁患者，坚持让我喊她“小多莉”。但是，要避免使用亲昵的称呼，如“宝贝”“甜心”或“亲爱的”。这些称呼并不恰当，给人居高临下的感觉，在南方偏僻地区才可能使用。

要保证你的员工语气友好，避免使用过于简化的语言。员工不应该不理会患者——相反，他们应该使用口头提示来引导患者，例如，“我们要在这个过道向左转”“我们帮你测量体重时，你可以把手提包放在这个柜台上”，等等。记住，虽然员工每天可能要重复一千遍这样的话，但是对于患者来说，他们可能第一次听到这些。

在患者预约结束以后，我还希望我的员工将患者护送到结算区，友善地陪同患者在诊所走一走，会使得就诊以积极的姿态结束，使患者不至于在迷宫式的诊室区域迷路，并且保证复诊能得到安排。

平易近人

患者经常夸我们的一点是他们在我们诊所里感觉到家一样的温暖。患者很乐意认识员工，并且会关心他们，尤其是我们的老员工。当我的一名护士生孩子时，很多患者坚持要看孩子的照片，并且要我定期地汇报她的消息，有些患者甚至给婴儿带来了礼物！

作为明星医生，你的医疗团队是你的延伸，并且为你进入现场表演设定了基调。要鼓励员工在检查生命体征时以友好的方式同患者寒暄几句。能够辨识出患者所表达的焦虑，并给予宽慰；使用自信的、令人感到宽慰的语气以及温和的声音；展现你的同理心。员工也可以通过明星医生的示范学到这些素质。因此，跟你的员工一起工作是有好处的。

实际上，当我发现有员工在与患者交流中缺乏经验时，我会与他们进行角色扮演，这样，在他们应对真正的患者之前，可以在一个支持性环境当中进行练习。当患者由一起工作的同事扮演时，这种小组活动会非常有趣。

要及时处理患者表达的对你的助手的担心。对于员工的成长和发展来说，善意的、建设性的反馈是非常重要的。

明星医生诊室

你的诊室应该和候诊室一样或者更为干净整洁。花点时间在你自己的诊室坐一坐。坐在椅子上或检查台上，从不同角度进行检视。让你的目光扫过天花板、柜子顶层、设备表面以及地板上。搬走那些容易汇集灰尘的物体、胶带粘贴过的破旧标记以及过时的参考材料。

确保室内温度舒适宜人，换掉前一个患者用过的台布，医疗用品尽可能有条理地摆放在视线不可及之处。诊室的设计应该能够良好地保护患者的隐私。检查台不应对着门口。如果患者检查时需要脱衣，应该备有门帘或屏风。

比起在墙上悬挂艺术品，我更喜欢在我的诊室里张贴一些解剖图。对于医生的办公室，还有什么比人体更好的艺术品呢？这些图表价格并不贵，患者有兴趣去看，并且可以很方便地拿来解释身体特征，尤其是耳鼻喉的结构以及肠胃系统。在妇科室，我挂有一幅女性生殖系统的图，以方便我在图表上指出任何相关的部位。

在墙壁上，还挂有一些解释疾病过程的图表。我挂上了一些糖尿病、心脏病、骨质疏松症和抑郁症的病理图表。这些图表经常会引起患者的讨论和提出问题。

明星医生窍门：

使用墙上的图表帮助患者了解基本的解剖学和生理学知识

肌肉骨骼图

由于墙上的空间有限，并且作为一名全科医生，我的业务涵盖整个人体，因此，每个房间我都使用了不同的图表。但是，我在这些房间里都悬挂了一张肌肉骨骼图。

为什么呢？因为肌肉骨骼系统是日常医学中最普遍的问题来源之一，并且通常是引发疼痛性焦虑症的良性诱因。

每天我都会看一些背痛、腹痛或头痛的患者，他们常常因为这些症状而恐慌，但是这些症状通常是由于肌肉劳损、扭伤或痉挛所引起的。患者往往很自然地假定疼痛的根源是内脏出了问题，并且立即担心背部疼痛是因为得了肾结石，或者头痛是因为得了脑瘤。

当患者看到图表上高度复杂、相互内在关联的肌肉系统时，就更容易相信他们所感觉到的疼痛是肌肉骨骼的问题所造成的了。“看到这一大块肌肉了吗？”我指着腰大肌说。一旦患者能够想象肌肉是如何与腹腔后壁相连结的，他们就会更加容易地理解腹部或腹股沟的疼痛实际上是由肌肉劳损所引起的，而不是因为更为凶险的原因。

医学博士、全科医生和运动医学专家 Douglas Meuser 说，更好的做法是在诊室放一个身体结构的模型。“患者们可以指示或触摸上面的部位，这带给他们一种视觉和触觉体验。这些都是很棒的道具，真正起到帮助患者理解检查过程的作用。”

明星医生的很大一部分工作是帮助患者理解他们的身体，并且在患者的症状并非由危及生命的病痛引起的时候，打消他们的疑虑。

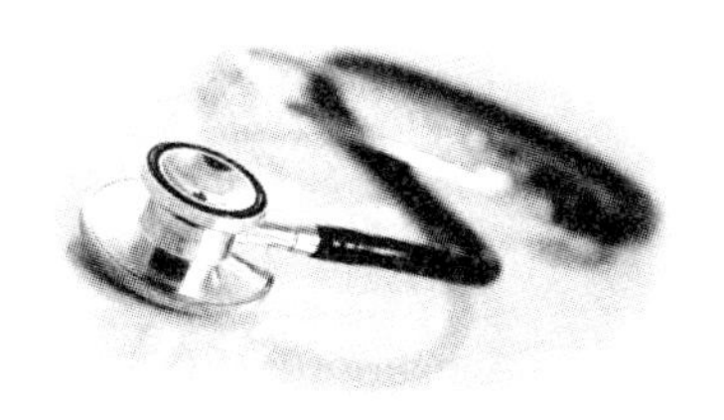

第十三章

明星医生团队

明星临床人员

大部分医生会使用临床助理，通常是一位医疗事务助理（医务助理，MA）、见习护士（LPN）或注册护士（RN）来协助患者的医疗护理工作，并保证医生有尽可能多的时间用于面对面的服务。

Emily Nabors 医生将她的成功归功于一位出色的注册护士，这位护士对每一份病历都进行预先筛选。“我能够服务如此多患者的奥秘在于我有一位注册护士为我准备病历。这是同时保证数量和质量的唯一方法。”而 Ariel Cole 医生则不得不自己准备病历，她说：“毫无疑问，如果我不用自己查看病历的话，我可以看更多的患者。”

但是，护理培训在全科医生诊所有那么重要吗？研究表明，配有注册护士的诊所拥有更高的质量指标分数和患者满意度，以及更高的办公效率和更低的整体医疗保健费用[31]，同时，患者造访医院和急诊室的次数更少。[32]

其他研究显示，当以患者为中心的医疗之家(PCMH)使用医务助理作为主要临床团队成员时，健康结果更好。[33]

现实中，很多医生的助手由接受培训较少的临床人员担任，如医务助理。在我对45位不同专科医生进行的调查中发现，62%的医生雇用的是医务助理，22%的雇用注册护士(RN)，16%的雇用见习护士(LPN)。原因是什么呢？成本-收益比。

根据salary.com网站的统计，医务助理的平均年收入是32 000美元，而一名见习护士的年收入是40 000美元，一名注册护士的年收入是62 000美元。虽然他们之间的差距是非常显著的，但是一些医生认为这额外的成本是值得的。Roberta Chung医生说："理想情况下，注册护士能够执行的工作要多得多——他们可以对患者进行分诊、向患者提供教育并促进诊所执业效率的提升。"

那么，他们在执业范围上有什么不同呢？

医务助理并不持有执照，并且要严格按照医生的指示执行工作。但是，在大多数诊所里，医务助理可以执行所有的基本职责，包括测量生命体征，为患者就诊做好准备以及抽血。医务助理不能评估患者，也不能通过电话或当面进行患者分诊。[34]另一方面，培训医务助理的额外收益是：使医务助理掌握更多的诊所中的文书和收费处理知识。

见习护士完成了一年的护理培训，而注册护士会在此基础之上继续完成一年或多年的临床培训。比起医务助理，见习护士还要执行额外的临床程序工作，如进行静脉注射和插导尿管。但是，相对于注册护士，见习护士的职责范围大大减少，他们不能通过电话对患者进行分类或更改护理计划。[35]

尽管更多的门诊医生倾向于雇用医务助理来降低成本，但是Chung医生指出，注册护士可以为医生节约时间。"好的护士可以获取重要的信息，并且能够在社会心理事务方面给医生'提个醒'。一旦你了解了患者的故事，你就知道了患者到访的真正原因，这时候你就可以集中精力并且节约了时间。我相信，因为注册护士的协助而让我多看了很多患者，这其中的收益远远超出了注册护士与其他人员在工资上存在的差异。”

不管哪种形式的团队，只要让它对你的医疗实践最为有利即可。在员工方面，Keehbauch 医生给出了这样的建议：“给他们良好的薪资，对他们进行培训，将他们作为人才加以投资。并且做好心理准备，在你将他们‘培养成才’之后，3～5 年后他们可能会离开。”

尽管很多好员工的确会为了更好的机会选择离开，但是，使员工保持愉悦的心情对于明星医疗实践的成功来说是非常关键的。

Chung 医生的建议是向员工提供积极的反馈，“当我的护士向我提供了有益的细节信息时，我会告诉她‘我太高兴你能发现这个情况了’”。Douglas Meuser 医生建议说：“尽量友善地对待他们，要理解，有时候员工每天要工作 9 个半小时。”

员工的教育也很重要。Meuser 医生说：“对员工的需求进行评估，找出他们对什么感兴趣。当你的员工对受教育感兴趣的时候，对他们进行教育，并且如果我干得不赖的话，我可以让他们对我感兴趣的事也兴趣盎然。”

每隔一至两个星期，我都会举行一次团队会议，其中一个议题是简短地回顾一个临床话题——如一种新的药物或一项新的研究，或者是一个由员工所提议的话题。

在诊所外与你的员工团聚也对提高士气具有积极作用。在节日和有人过生日的时候，我会尽量带员工到诊所外去庆祝。每隔一两个月我还会带团队外出吃午饭。

明星医生团队协作

我的一名前任经理曾经把我诊所的员工团队称之为诊所里的“海豹突击队”。诊所中的每个团队成员都有自己的角色和职责，对我们的使命来说，他们当中的每一个人都是不可或缺的。对领导能力颇有研究的出版作家和专家医生 Paul Marsolek 说：“在一个好的医疗团队中，每个成员都应当具有主人翁意识。”

对医疗团队的成员需要认真进行甄选，并且应该由一位医生作为领导者进行培养。当一位新的医生开始在已经确立好了的团队中工作时，他可能不会有机会参与到团队成员的甄选中来——根据 Paul Marsolek 的观点，这是非常错误的。正如他所说的那样，"有些时候管理者向新来的医生提供一些不太称职的员工，无意中造成了他的失败。明星医生需要一支明星团队。要主动要求在你的周围组建一支高效的团队。"

Jennifer Keehbauch 医生说，当医生在人际关系的"细枝末节"上纠结的时候，这时需要引起重视。"如果你工作效率高，但是却不擅长扮演'交际花'，那么你要雇用一位在这方面有天分的医务助理。我不喜欢闲扯，所以我把与患者一对一的谈话任务交给我的员工——这样，我只需要扼要复述一下患者跟我的助理谈到的话题，患者还会感觉在与她谈话时我似乎花了更长的时间。"

更重要的一点是医疗团队要支撑起"患者 - 医生"之间的关系，使医生尽可能地提高与患者面对面的时间，减少文书工作[36]。正如 Marsolek 医生说的那样，"相对于员工的时间，医生的时间能带来更多的价值。"

那么，怎样建立一支明星医生团队呢？

定义不同的角色和职责

每个团队成员都需要有明确的职责，并且应当充分发挥他们的技能和他们的执照所规定的业务范围。为尽可能多的员工开展交叉性培训非常重要，因为如果哪个员工临时缺席，其他员工就可以顶替他履行工作职责。我们的诊所制定了一份员工工作流程表(如表 13 - 1)，详细地列出了接待患者时要执行哪些工作，这样既可以保证我们医疗服务的连续性，又可以将它作为新员工工作时的核对清单。

表 13－1　样表：明星医生团队临床助理在成年人常规问诊时的职责

✓ 打开项目："成人就诊"
✓ 输入"主诉（抄送）"不能"创建"或"复诊"
✓ 审核并更新/协调药物单
✓ 患者需要补充续药吗？准备书面处方或请医生开具电子处方
✓ 确保推荐的药方信息正确
✓ 更新过敏信息
✓ 更新既往史、手术史、家族史和社会方面的病史。确保为有妇产科病史（怀孕/生育）的女性录入病史
✓ 更新保健表格
✓ 输入生命体征。始终牢记输入体重信息以便能计算出身体质量指数（BMI）。一定要更新育龄妇女的末次月经。如果某位女性有可能怀孕，要通知医生或进行孕检。
✓ 通过上次门诊的医嘱回顾明星医生的计划。预备必要的文件，如化验报告、放射报告、专科医生医嘱，等等。
✓ 执行必要的检查，如尿酸检查、孕检、快速流感/链球菌检查等等。
✓ 通知医生，患者已做好准备。

对明星医生团队来说，问责很关键。医生必须信任员工的工作是精确的、合乎道德标准的和完整彻底的。任何违背这种信任的行为，必须在损害患者的医疗服务之前得到及时的、不留情面地纠正。说谎、伪造病历、故意侵犯隐私的行为都足以导致雇佣关系的终止。

对员工进行合理的授权对明星医生团队来说是极其重要的。这就是说，在员工培训结束以后，医生要学会大胆地将职责委托给员工，避免事必躬亲。信任是相互的——一旦你信任了你的团队，他们就要相信你不会突然改变规则或在细枝末节上偷偷监视他们。

评估团队动力

Roberta Chung 医生说："人员配备总是充满变数。你诊所里的每个人都会胜任工作，但是当他们在一起时可能就不会那么融洽地相处了——这是一种让人难以捉摸的问题，'他们合得来吗？'"Chung 医生建议要对团队动力进行评估——"如果一个人严重有损整个团队，你可能需要重新考虑他的职位。当全体员工快

乐地共事的时候，患者是可以感受得到的。”

在培养明星医生团队的过程中，医生必须处于领导地位。定期举行会议或“碰头会”，征求好的想法，并找出哪些地方需要帮助和提供额外的资源配给。在任何可能的情况下，将责任下放给你的办公室主任和其他员工。不要过度地参与到冲突协商中去——把这类事情留给你的办公室主任，因为对于原本就已经很繁忙的医生来说，处理人际关系会消耗很多时间。

每个人都需要自己的工作空间，要保证你的员工有足够的资源来高效地完成他们的工作。作为健康的促进者，我们需要从自身出发为他人树立良好的榜样，因此，要尽可能多地使用符合人体工程学的办公产品。我痛恨看到员工使用键盘时因腕部支撑不当而患上“腕管综合征”，或者因为老是讲电话而出现颈部疼痛，这些问题都可以用一些简单的方案得到解决，如护腕和头戴式耳机。

制定书面的规程和流程，并提供现成的工具和资源，以简化和规范办公系统。如果员工能够轻易地找到信息，他们就毫无必要打扰医生了。这对于医疗服务来说至关重要。团队成员需要知道在医嘱和病历的什么地方能够找到信息，回答问题并为患者安排复诊，而不是每次都得去问医生。

把对员工的期望设定得高一些：期望他们有良好的工作表现、关注细节、为患者的医疗服务积极奉献。当你的员工达成这些期望时，对他们进行奖励。尽管财务上的补偿始终是大受欢迎，但是积极的反馈也很关键。医生交流专家 Paul Marsolek 建议，“当你听到别人称赞你的员工时，将这个好消息分享给他。让员工获得积极的评价。只要和积极性有关联，就可以改善患者和员工的关系。”

你究竟需要多少员工呢?

你尽可以使用“行业基准 FTE（全职等效人数）[37]”式的东西进行计算，但是，最终每位医生都需要确定符合目标设置和患者人群的人员配置。比如，在联邦政府认证的健康中心工作期间，由于患者健康素养极低且病情严重，我雇用了额外的员工向患者提供详细的临床教育，并协助我将患者转诊给专科医生，这其中还会包括帮患者安排交通和提供翻译的人员。我们当时还配备了额外的文书人员，以应对医疗补助、浮动费率、申请财务资源（如医药援助方案）等堆积如山的文书工作。

后来，在我受雇于企业制医院时，我惊讶地发现医院只分配给我一名临床助理和一名“秘书”。虽然这里的患者群体受教育水平高，并拥有丰厚的资源，我显然不需要大量的工作人员，但是，没过多久，我的员工就跟不上患者需求的增长了，这导致我不得不再增加一名临床工作人员和一名前台人员。

对于繁忙的家庭医疗实践（也就是明星医生的行医过程！）来说，至少需要两名临床助理才能让整个流程顺畅运转。这样，医生才可以在离开1号诊室时，吩咐助理协助处理患者的化验结果和医疗教育等工作，然后走进2号诊室，这个时候你的第二个助理正在3号诊室为下一位患者做准备。

如果你想把更多的工作职责分摊给你的员工，如收集文件，你甚至可能要考虑配备第三名临床工作人员。信息录入是病历处理中最耗时的工作之一，会对医生造成沉重的时间负担。为了提高生活质量（不必在下班后还要在电脑前耗费几个小时），支付额外的员工费用或许是值得的。

明星医生窍门：

向你的患者提供一站式购物体验

拥有额外的工作人员可以实现医疗服务的一站式购物模式——在问诊时提供尽可能多的服务。在我的诊所，我们向患者提供静脉穿刺（取血样）——患者们喜欢这种便利，并且我也因为能够达到我想要的效果而乐在其中。

由于我们还利用现场即时的“手指穿刺快速测试”来提供抗凝血检测服务，我们就不必在问诊结束后再去找患者调节华法林的剂量了。

更多的员工可以让你在午饭时间也保持门诊开放，对患者来说这是非常有价值的方便——多少次，你在午饭休息的时间试图打电话给你的医生，却被电话录音告知诊所在下午1点才会重新开放？解决这个问题的唯一方法是配备更多的员工来“掩护”你的前方。

最后，配备更多的员工可以让医生在办公流程上和处理更为耗费时间的诊疗上拥有更大的灵活性。这样，明星医生可以信步走进操作室，做完活检或嵌甲去除术，然后放心地把患者交到员工手中。全科医生兼教员 Ariel Cole 常常因为缺少专职护士而倍感力不从心，尤其是当她需要做操作时。“我的工作效率本来应该更高——然而，我不得不自己准备所有的医疗用品，这让我耗费了太多时间。”

而现在，你所需要的正是……

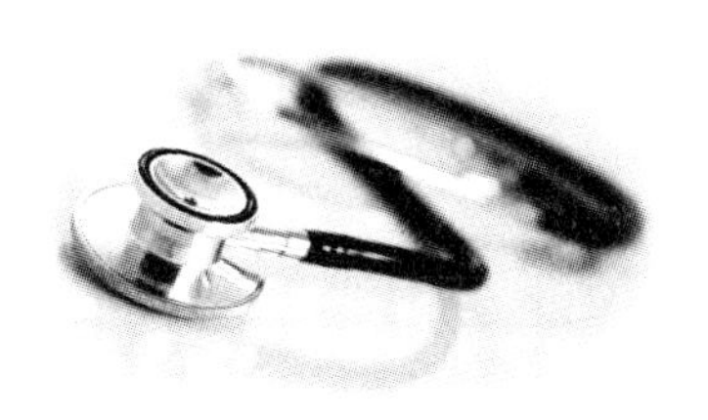

第十四章

明星医生的初次亮相——走到“台上”

舞台已布置完毕，等待着我们明星医生登台亮相。当你站在门侧(或门外)的时候，就要准备好把自己转变成一位明星医生。正如 Douglas Meuser 医生说的那样，“当你打开门的时候，就意味着你登上了舞台。”执行这种角色转变最好的办法是准备好给人以积极的体验，通常从展现你的微笑开始。

在我发起的患者满意度调查中，医生和工作人员都普遍提到微笑这一要素。总体来讲，人们喜欢笑脸。一个友善的微笑可以让问诊以积极的姿态展开。不管你相信与否，即便是在预料到不好的消息时，患者也更愿意医生面带着微笑地将它讲出来，而不是板着个脸。

明星医生窍门：

练习你的微笑

这听起来很好笑，但是你可能真的需要练习微笑。有些时候，在脸上绽放笑容对你来说是件容易的事情，但是也有些时候，微笑却是你最不愿意做的事情。例如，某天你晚点了一个小时，因为个人问题而心不在焉，刚走进门口时你的患者对你怒目而视。你可能会因为各种各样的原因只想将一天的工作草草了结。这时候你原本的面部表情很可能会是恼怒、沮丧、烦躁甚至会是彻头彻尾的愤怒。但是你不能表现出来！记住……你正在舞台上。

深呼吸一下。从你的手抓住门把手的那一刻起，甚至在你还没有打开门之前，绽放你灿烂的笑容，释放你的魅力。你不一定非得真心实意。有时候，当你开始微笑时，你可能已经感到更加开心点了。有时也可能不会，但是事实上感到开心并不是强制性的要求。你只需要在下一个 10 多秒的时间里假装一下，你可以做到。

“ 咚咚咚”，开门时我总是轻轻敲一下，并且打声招呼。像这种直截了当的目光接触和满面春风的微笑才是我喜欢从一位老朋友身上看到的样子。我穿着职业正装，我的铭牌清晰地显示着我的职业“医生”，当然，我脖子上还挂着我的老朋友利特曼听诊器。在诊所环境中，我选择不穿白大褂，因为我的大部分患者都是确定的人群，他们仅凭外貌就能认出我来。但是，当我在医院或其他医疗机构查房时，我的确要穿白大褂，以方便医院员工和患者快速地识别我的身份。

有关白大褂的大辩论

针对患者对“白大褂”的偏好所进行的研究，得出的结论不尽相同。有些研究表明患者更喜欢看到他们的医生穿白大褂，佩戴身份识别卡，男性医生带领带[38]，其他研究则证实患者更喜欢医生穿半正式着装，最好是半袖着装[39]。另一方面，其他研究显示，患者对医生着装的偏好并不具有一致性。[40]

近期，有文献担忧白大褂和领带成了微生物繁衍的载体——很可能是由于它们的清洗频率远远比不上普通的服装。

就我个人而言，出于舒适度的原因，我讨厌穿白大褂。我从来没有找到一款穿上去舒适的传统白大褂，它面料粗糙，容易挂住东西，而且似乎总是给我一种负重感，造成肩部疼痛。

对于医学院的学生和住院医生来说，白大褂有很大的用处——我记得在口袋里装着指导手册、笔、传呼机、听诊器、袖珍参考书和患者的医嘱。

但是在门诊临床环境下，我发现白大褂除了能说明你“医生”的身份之外，并不是必不可少。

在住院医生期间，我总是羡慕主治医生(由于某种原因，他们通常是外科医生)能够穿着西装、打着领带巡视病房，没有人穿白大褂。他们的着装和举止似乎表明，他们的自信足以证明他们“医生”的身份，任何其他的标志都是可有可无的。

当然，我倒不是认为做一个明星医生必须得穿名牌西装，任何干净、无褶皱的专业商务着装都能显示你对自己和患者的尊重。大多数研究显示，无袖装似乎普遍地受到欢迎，而身份识别卡和微笑始终受人欢迎。

穿白大褂不是强制性的要求，自愿吧。

有关手术服的大辩论

像白大褂一样，对于医生在临床环境下是否应该穿手术服，患者的看法也是相互冲突的。在诊所里我更倾向不穿手术服，因为它们始终都不怎么合身——不是太长、太大就是太小，因此，特别有损形象。更为糟糕的是，手术服通常布满褶皱，看起来像是廉价的睡衣。

供你参考：一项研究发现，在79%的未经清洗的手术服中检测出革兰阳性球菌，其中有些是耐甲氧西林金黄葡萄球菌(MRSA)。尽管经过医院清洗的手术服几乎是无菌的，但是在家洗过的手术服上仍然残留44%的细菌。

虽然没有确凿的证据证明在医院之外穿着手术服会传播上述细菌，但是这会向公众传递负面的印象，并且让你看起来不那么专业。

我的观点：在医院外吃晚饭、购物时穿着手术服既令人厌恶又显得矫揉造作

（“大家快看我！我是个医生!”）。

回到我们的明星首次亮相……

在进入诊室前，明星医生要核对病历表，以便于他/她能够在问候患者的时候亲自叫出他/她的名字来，“你好吗？琼斯夫人。看到你真好!”并且几乎总是要加一句，“很抱歉让你久等了!”

研究显示，患者很感激医生能够承认他们的时间也很重要，并且，如果他们的等待时间能得到真诚的道歉，患者也会对医生的迟到表示更多的理解。我把致歉也作为问候的一部分，有时候我会收到意外的惊喜：“噢，我等的时间一点也不久!”

下一步，“个性接触”——先给予一个有力的、热情的握手，充分的眼神交流，然后以一种非常放松和随意的方式坐下来。先不要想着去看电脑屏幕。

“寒暄”

那么，我们现在和患者来到了诊室。总体上你仍然是热情洋溢的神态，靠在椅子上，像是准备进行惬意的长谈。虽然采用这种方式看起来似乎是微不足道，但是，这可以为问诊设定一个基调，并且这也是一个明星医生的秘诀，可以让患者感觉你与他度过了更长的时间。

对于老患者，在他们例行来访时，我喜欢问：“最近生活中有什么新鲜事儿吗?”我不知道为什么这种表述成了我的“首选”开场白，我也试过其他的用于打破尴尬的开场白（“在忙什么”“今天我能为你做点什么”“最近身体怎么样”），但是我发现我总是又回到“新鲜事”这个问题上来。Roberta Chung 医生使用同样的开场白。“刚开始时，我想确立一个积极的基调，因为很快我们就会转到消极的消息上来。”

明星医生可能会使用的开场白

“你生活中有哪些新鲜的事儿呢?”

“很高兴你能过来。”

“今天能看到你真好!”

“今天有谁陪你来的?”(跟房间里的每个人握手)

“今天我能为你做点什么?”

“听说你今天感觉不舒服，我感到很遗憾。”

“上次见过你以后，身体怎么样?”

“早上好！你今天感觉如何?”

“你好，我是×医生，今天我们应该谈些什么?”

“给我讲讲今天有什么好消息!”

“这几天你做了哪些有趣的事儿?”

如前所述，一位明星医生在走进房间之前就应该浏览过患者的病历表了(或者打印出上次问诊的简要记录了)，因此，我们已经大体了解患者到访的原因了。

明星医生窍门:

在走进房间之前，核对患者的病历表

你最好在病历表上(最好在问题清单上，见以下章节)注明一些患者的兴趣爱好或者其他的细节信息，作为轻松衔接主要话题的纽带。“Jenny 在大学里表现如何? 她学的专业是……什么来着?”如果你能为谈话找到共同的话题，那就再好不过了——“你在印度的旅行怎么样? 我也在考虑将来到那里去旅行。”记住，我们正在做的事情是在进入正题之前建立一种宜人的、友善的“融洽氛围”。对于那些在情绪上比较棘手的患者来说，找到共同的话题尤其有利于打破尴尬的局面。并且，当你的患者相信你在乎他们的时候(还记得那些关于同理心的东西吗?)，你就会取得更好的效果。

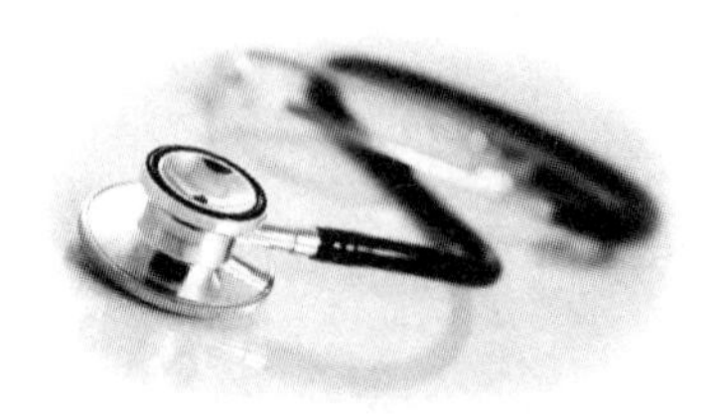

第十五章

多给患者六秒钟

明星医生法则5：

倾听你的患者

搭建积极倾听的舞台

在患者给我的满意度调查反馈中，最令人惊讶的一个评论是："她总是认真地倾听。"一开始，我对这种评价很失望。倾听？有什么大不了的！他们为什么不说"她总是帮助我"或者"她救了我一命"？然而，我很快就了解到，倾听是一位明星医生能够养成的最重要、最有价值的一项素质。

在医学院里，我们没有学到的是很多患者看医生的目的并不是为了寻求答案——有时候他们只是想要被人倾听。很多医生在认识到这一点时可能会感到吃惊或不安，尤其是在我们职业生涯的早期。

明星医生窍门：

有时候患者并不想知道答案；他们只想被倾听

当我第一次意识到很多患者找我看病并不是为了寻求解决办法时，我的第一个感觉是恼火和沮丧。我夜以继日地在医学院努力是为了什么呢？为什么他们对我的建议无动于衷还要不断地回来找我呢？

但是，当我意识到，哪怕仅仅是向医生倾诉都能让患者感觉好一点，我的行医风格从“问题的解决者”彻底转变为“明星医生”。这使我学会了放松，而不是去费很大的力气尝试解决患者的问题，反过来也降低了我的压力水平，使我心情更为愉悦。

当然，倾听是诊断疾病和找出正确治疗方法的关键。正如 Emily Nabors 医生说的那样：“如果你注意倾听患者的谈话，他们通常会告诉你他们哪里出了毛病。”

为了向患者展示我们正在倾听他们的话，我们需要使用某些肢体语言和言语线索来表达对患者的关切——这就叫做“积极的倾听”。积极的倾听有助于明星医生激发对话，让紧张焦虑的患者敞开心扉，表达出他的担忧。它可以帮助我们克服脆弱、恐惧和焦虑障碍，同时鼓励患者说出那些我们切实需要的信息，以便对他们进行帮助。积极的倾听对于明星医生的成功来说非常关键，并且我们可以通过学习来掌握它。

积极的倾听所具备的特点[42]

使用“积极的回应”如“嗯哼”“噢”“确实”“我明白”“呣”。

眼神交流。

坐下来，最好与患者保持眼睛可以平视的高度。

微笑。

全神贯注。

表现同理心的语言或肢体语言（摇头、面部表情）。

个性接触。

有时候，积极倾听最为困难的部分是学会强迫我们自己不去打断患者的谈话。对于刚刚从医学院毕业的学生来说，这尤其富有挑战性。毕竟，在我们受教育的大部分时间里，我们都在争取成为第一个举手回答老师问题的人——“选我，选我！我知道答案！”

医学院毕业以后，我们又试图成为福尔摩斯——正如我们接受的培训那样，去寻找微小的线索，做出正确的诊断，找到那些“蛛丝马迹”，让你的同伴对你的能力刮目相看。可是结果呢？你可能会做出一个了不起的诊断，赢得了在同事间自我吹嘘的资本，但是你的患者可能对此无动于衷地离开了。为什么？因为他们感觉你没有在倾听他们。

6 秒钟的重要性

研究显示，在打断患者的话之前，普通医生的倾听时间在 18 ~ 23 秒[43]。尽管 23 秒对患者来说似乎很短暂，但是对于繁忙的医生来说，这简直就是无休无止，尤其是当前几句话清楚地指向某个诊断（“我右下腹部一直疼得厉害”）或者一开口就是漫无边际的离题独白。（“大约 15 年前，我二表哥的女朋友跟我的情况一模一样……”）

哎，当诊断就在眼前时，或者当你企图让患者言归正传时，全神贯注地听他讲话，同时还要略表同情地点点头，是多么困难啊。

但是一位明星医生明白，压制住那些打断患者的冲动，哪怕是几秒钟的时间，让患者把话讲完，是非常关键的。尽管患者的话似乎是无休无止，但是，在不被打断的情况下，患者实际上平均只需要 29 秒就会罗列完他们的主诉症状，仅仅多出 6 秒钟的时间。[44]

多给每个患者 6 秒钟，完成从对患者临床态度不佳的医生到明星医生的转变！

Ed Douglas 医生说："我发现，如果我让大部分患者畅所欲言，他们会在 2～3 分钟之内告诉我几乎所有我需要了解的事情。他们会全盘托出，并乐此不疲，因为他们感觉到他们的话被倾听到了。"

除了提高你的患者满意度评分以外，这额外的 6 秒钟还会给你带来其他的好处。首先，如果有机会的话，患者通常会告诉你他们哪里出了毛病，这可以为你节约大量的调查工作。实际上，明星医生向患者提出的最好的一个问题是"你有什么不舒服的吗?"是的，有时候患者会给你一个奇怪的表情或尖刻的回应，但是大多数情况下，你会获得一个颇有见地的，并且有时是正确的诊断。

由于患者并不总是乐于完全坦白他们的担忧，倾听为了解患者真正在想什么提供了一个好机会。每个医生都有这样的经历，在你将全部问诊的时间都花在倾听患者的主诉之后，正当你摸到门把手准备离开时，却听到了令人头皮发麻的"顺便说一下……"。倾听还可以帮你理解患者的潜在的意图——也许他/她来就诊的目的不是为了寻求治疗或药物，而只是要听到他/她头疼的原因不是因为脑瘤，这样他/她就可以不必整日提心吊胆了。

一位明星医生会记住这样的道理——患者不是考试的出卷人。跟医生资格考试不同的是，患者并不会提供数据来引发正确的选择题答案(要是这样，那就好了!)。收集信息、正确地解读信息并形成准确的诊断，是将医生与医疗团队中其他成员区分开来的标志，而迅速、高效地获取相关信息的能力才能使你成为一名明星医生。额外的 6 秒钟可能会让结果大不相同。

搭建积极体验的舞台

在你开始积极地倾听你的患者之前，你需要继续搭建积极体验的舞台。尽管有些患者无需任何鼓励就非常愿意倾诉他们的人生故事，但很多其他的患者并不敢敞开心扉，尤其是当他们第一次与一位新医生会面时。

坐在与患者平视的水平

所有医生都应该体验一下坐在患者椅子（或躺在检查台）上的感觉——即便仅仅是来进行健康检查。你会惊讶地发现这种角色上的转变会多么迅速地制造出一种脆弱感，尤其是当你只穿着一身纸质睡袍坐在冷冰冰的房间里的时候！

如前所述，搭建舞台，就是在医生进入诊室的那一刻起（甚至之前）就要营造一种积极的氛围。

首先，患者在见到医生之前，我们不应该要求患者脱去衣服，最好让患者坐着的高度与医生就坐的高度相持平。也就是患者应该坐在椅子上，而不是被置于检查台上；医生也应该坐着，而不是晃来晃去。如果你必须让患者躺在检查台上，那么至少要拉起靠背，以便他们能舒适地靠在上面——这对那些老年人或背部有问题的患者尤其重要。

眼神交流

这虽然很简单，但是由于某种原因很多医生苦于没有能力进行良好的、有效的眼神交流。不，我们讨论的不是瞪眼儿比赛，而是两个人眼神之间的联系，表示“现在我关注的只有你，没有其他任何事情”，至少在接下来的 29 秒内是这样。

眼神交流不仅仅是明星医生在接诊患者时用到的一项很酷的心理技巧，而且，它对表达关心和自信来说也非常关键。与临床态度一样，它也对诊断医生非常有用。一位受过良好训练的医生在头几秒的眼神交流中就会获取丰富的临床信息。眼睛可以表达情感——痛苦、高兴、忧虑——而身体的其他部位则没有这个能力。

不要再盯着病历表或你的电脑屏幕了，看患者的眼睛。

个性接触——握手

在你微笑着开始跟患者进行眼神交流的时候，作为明星医生，你同时应该把手伸出来与患者热情地握手，以创造一种个性接触的纽带。通过个性接触，可以向患者展示医生“与我处在相同的水平”，不是高高在上，这可以搭建一种平等的对话平台。

在某些文化群体那里，也许会有其他的问候方式。比如在墨西哥裔美国文化中，握手的同时噘唇示吻被认为是比单单握手要亲切得多的问候方式。明星医生要找到他所面对的患者群体中存在哪些文化上的细微差别，并使它们为己所用，展示非常和蔼可亲的态度。

女士们：当心男性的强力握手。不要将戒指戴在右手上，除非你想让你的戒指被挤压到骨头里。我喜欢将手直接伸展开来以避免被人牢牢抓握住，然后用左手扣紧对方的手。另一个选择是在握手时握住患者的手腕部，同样，用左手扣住对方的手以表达你的热情。

医生们，用霍威·曼德尔的方式碰一下拳头不是和蔼可亲的表现。(译者注：霍威·曼德尔，Howie Mandel，是美国著名的喜剧演员，但他有个怪癖，惧怕与人握手，最多碰一下拳头。)如果你有强迫症，不能跟患者握手，那么你应该去看看心理医生，或者考虑去从事一个跟患者不会直接发生接触的职业。

肢体语言

我很喜欢看八卦杂志上的某类文章：肢体语言专家将一些名人明星的照片放在一起，对他们的情绪进行解读。尽管我并不确定照片和仓促的快照是否能够说明全部的问题，但是，明星医生明白，理解肢体语言对于创造一个体贴的医生形象、解读患者的情绪等方面是极其重要的。

在这个医疗病历计算机化的时代，解读患者的肢体语言时，最具挑战性的一个方面是要尽量避免把更多的关注放在电脑上。这很难做到。病史记录对于医生获取医疗服务的报酬来说如此重要，以至于医生通常会强迫自己将大量的时间用在电脑上，而不是患者身上。

积极的肢体语言最基本的一个方面是尽可能地避免一直盯着电脑屏幕。如果你不得不把注意力放在电脑上以查看一些信息，要让患者知道你在看什么，还要经常转过头来看一看患者，并且将电脑屏幕转过去以便于患者能看到你在做什么。他们可能搞不懂上面的东西，也无法阅读那些细小的字体(毕竟连你都很吃力)，但是至少他们可以跟你参与到同一项体验中来。

将电子健康档案纳入舞台活动中

在敲门进入房间后，明星医生面带微笑友好地向患者问候，同时热情地与患者握手。他/她就坐时跟患者保持同一个高度，摆出一种从容的姿态，好像在这里他/她可以倾尽所有的时间，又好像只有这个地方才使他/她流连忘返(见《学一门表演课》一节)。他/她与患者保持着眼神交流，而且完全不顾那个如此碍眼的东西——电子病历——至少在前几分钟是如此。“我需要表现得好像房间里只有患者才是最重要的，不是我，也不是电子病历”，Douglas Meuser 医生如此说。

一旦舞台以这种积极的方式布置好，医生就可以一边同患者寒暄一边做一些例行的常规工作，比如登录电脑、打开哪怕是要点击上百万个对话框才能打开的病历，或者是处理这次问诊所需要的记录工作。在这一刻，他/她不得不承认，电脑成了打扰问诊过程的一个甩不掉的麻烦——它对积极的倾听构成了最大的威胁。与在电脑上敲敲打打相比，对患者点点头和展示同理心简直太容易了。

在以后的章节，我们会讨论明星医生如何以更有效率的并以不那么痛苦的方式使用电子病历，学习如何尽可能地将电脑排除在医患交流之外。

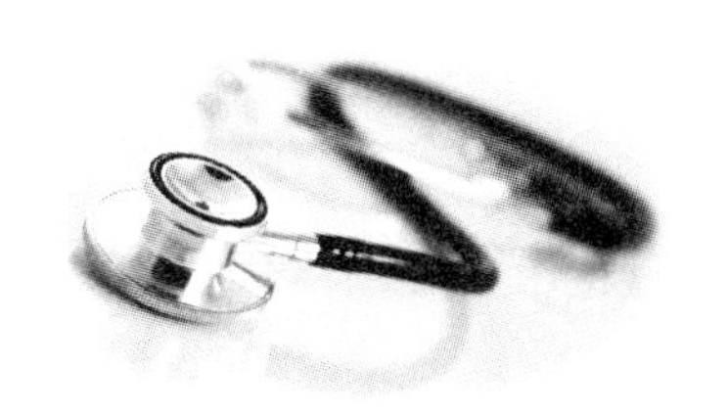

第十六章

同理心与展示兴趣

简要回顾一下，肢体语言可以向患者传达：

1. 我对你要说的话感兴趣并且我愿意帮助你。

2. 让我们快点结束吧。

尽管你的感受可能是后者，但是你必须学会扮演前者。

表现感兴趣最好的做法是坐下来。跟我读一遍：站着 = 不好，坐着 = 好。理想情况下，你应该跟患者坐在同一高度，这样保持良好的眼神交流就容易多了。

就坐时尽量面对患者，尽管由于你的电脑摆放的位置，这样做可能有点困难。诊所的建筑设计师似乎对电源插座安装在什么位置更感兴趣，而不是患者与医生会面的位置。有些诊室的医生完全背对着患者才能进行文件录入——这是一种十足的罪恶！

良好的肢体语言可能包括要你完全摆脱电脑的干扰，你最好背对着其他没有生命的物体，而不是你执业的命根子——患者。在你与患者形成了某种可接受的融洽水平以后，大部分患者会容忍医生将注意力转移到电脑上，至少是在他们开始焦躁不安之前的一定时间内。

明星医生会表现得像是现在除了与患者交谈以外，别无他事，不管要花多长时间。当然，这并非真实情况，但是正确的肢体语言会让人看起来是这样。

恰当的肢体语言会让你的患者感觉他与你度过了更长的时间，尽管事实并非如此——在问诊时，很多患者都谈到我的服务的“彻底性”——实际上，他们没有比平常的 10 ~ 15 分钟的会面得到更多的时间，只是因为在那个时间段内我所有的注意力都在他们身上，让人看起来比较“彻底”。

实际的问诊时间长短与高水平的患者满意度并没有显著的关联，比较而言，最重要的是患者对时间的感知。[45]对于一个繁忙的诊所，这绝对是个好消息！

展示兴趣

之前我们探讨了同理心对于医疗是多么的重要，以及展示兴趣为什么是表现同理心的一种有效方式。但是我们如何给患者一种我们完全感兴趣的印象呢？当明星医生惬意地坐下来，面对患者，保持良好的眼神沟通的同时，他会稍微向后靠一下，脸上呈现出感兴趣的表情，就像他坐下来是为了跟一位老友进行友好的交谈一样。他会稍微闲聊几句——假期、旅行计划、天气、“家人怎么样”——不管是什么话题。他明白不应该谈宗教或政治性的话题，除非他非常精通患者的信仰并且赞同他们的观点！如果患者提起富有争议性的话题，明星医生会同情地摇摇头，含糊地回应可以有各种解释——大部分患者会认为你同意他们，这或许也没什么大不了。反正你现在不急着竞选哪个政治职位，对吧？

当患者讲话时，医生的身体要稍微前倾，表现出对每一句话都兴趣盎然的样子。点头、咂舌、摇头、“不是开玩笑吧”“真的吗”，以及其他形式的回应都有助于表现你的兴趣和倾听欲。提前准备一些含糊的回应——你可能不会真正对莎莉婶婶近期的痔疮手术预后感兴趣，但是你的确可以表现出有兴趣！

除非紧急情况，明星医生不会允许别人打扰他与患者在诊室的时间——工作人员应该清楚这一点，并加以良好地培训。这意味着在问诊时不能用手机、看手表或者在电脑上回复信息。听起来理所当然，但是我还是为有那么多的患者抱怨医生在给他们问诊时接了手机而感到吃惊!

那么，当你坐了下来，跟患者闲聊了几句，并且建立起了融洽的关系——是时候开始做正经事儿了。这时候你已经使用了 60 ~ 90 秒钟的时间。现在准备进入不受打扰的 29 秒钟，眼神交流和表现兴趣的肢体语言。让我们步入真实场景吧："那么今天是为什么问题来的呀?"

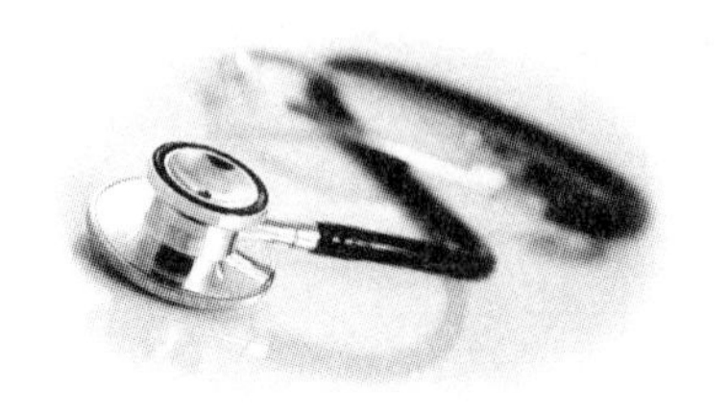

第十七章

制定和完善患者的问题记录

创建患者问题记录的第一个步骤是确定他的目标是什么。患者的问题是医生诊所问诊中最重要的一个方面，确认患者的问题是保证沟通成功的关键。

这并不是说你要把问诊的大部分时间用在关注患者问题上面！只是说你需要在深入到你自己的问题之前倾听他们要说些什么。

在倾听完患者的陈述之后，建立患者问题记录的一个方法是复述并澄清你对患者忧虑的理解。“那么如果我没有听错的话，你说的是……对吗?”

这种技巧可以避免误会，并节约时间。还可以帮助你探寻患者的恐惧和担忧，鼓励他们向你敞开心扉。正如 Emily Nabors 医生说的那样，“如果患者不信任我，他们就不会告诉我所需要了解的信息，我就无法做出正确的诊断。”她喜欢对她的患者说:“我的水平只会取决于你告诉我的信息有多少。尽可能地告诉我更多的信息，这样我的工作才能做得更好。”

鼓励患者列出清单

尽管有些医生看到患者握着一张长长的手写问题清单时会不禁感到畏缩，但是，一位明星医生明白，清单是引导患者回到重要问题上来和保持患者集中精神的一种有效的方式。我喜欢患者带过来书面清单，列举出他们的问题和忧虑，因为这样可以节约我在探寻患者病史上的时间，有利于我估计患者对健康问题的理解力有多少。

“等待患者试图记起他们要问的最后一件事情简直能让人发疯……‘稍等下，我会想起来的！’我没有下一个 5 分钟等你去想。列个清单！”老年病医生 Ariel Cole 说：“对我来说，浏览一下他们的清单要迅速得多，这样，至少我可以认识到他们忧虑的是什么。”

当查看患者书写的问题清单时，我通常会从患者手中将纸接过来，然后我们一起快速地浏览一下。简单的回复（通常大多数回复都很简单！）可以在纸上标记下来；对于那些最好在以后的问诊中进行处理的问题，可以对其进行编号。我喜欢将我对患者的回复复印留档，后期将他们纳入门诊记录中——这样我就可以少打一些字！

我也不介意患者带给我一些从互联网、杂志文章或报纸上收集来的信息。他们通常会犹豫要不要告诉我他们私下进行的搜索（“我知道你们医生很痛恨这种做法，可是……”），但是我从来都不会批评这种独立的搜索。相反，我鼓励患者允许我作为一名受信任的医生帮助他们解读他们的发现，向他们解释并不是所有的资源都具有一样的可信度。实际上，患者的搜索有时会教会我一些东西，但是，大多数情况下，我必须对那些错误的观念或者不切实际的治疗承诺进行辟谣（“不，不幸的是没有什么治疗手段能让你一周减掉 20 磅”——好像我会对患者隐瞒这个信息似的！）

展现你的关切

患者害怕向医生敞开心扉的情况并不少见。作为一名患者，意味着他处于非常脆弱的地位——尤其是他们之前在医疗系统中有过不好的经历时，对医生将要告诉他们的事情感到焦虑时，或者是当他们感到会受到负面的评判时，要鼓励并有效地支持患者的谈话。患者焦虑时，会有这样的迹象："我不想占用太多的时间，我知道你很忙"或者"我知道你还有其他/更严重的患者等着你……"

一定要向患者强调，在那一刻，对你来说他是最重要的人。也就是说，除了紧急情况之外，不允许任何来自诊室之外的打扰——你的员工应该知道这一点。患者要得到你全部的、充分的关注。时间久了，这种有效的支持通常会使你赢得大部分心存疑虑的患者的信任。

记住，很多患者并不想解决他们的问题！这可能是因为解决的方案并不存在或者方案并不可行——或者患者仅仅是还没有做好准备。有时候你可以很明显地看出来患者只是要寻找一个倾听者，其他情况下，你可能要在他们多次问诊并拒绝你的建议或不遵从治疗方案之后，才会明白这一点。但是一旦你想通了，你的生活会豁然开朗。在患者开始描述他/她的症状的时候，与其开始煞费脑筋并在患者病历当中不断搜寻，倒不如将你的注意力移出电脑，双手置于膝盖，进入"倾听"模式。

那么，请进入倾听模式，设定好你的内部生物钟(嘿，这可不是心理治疗的那种一小时的问诊模式)，然后发挥你最佳的倾听效果。

制定医生日程

你在患者结束介绍性陈述之前静静地倾听，然后你阐明了你对患者忧虑目标的理解，现在，你准备好了制订你的医疗计划。这个时候，你所接受的医疗训练终于有了用武之地，你可以进入诊断者和问题解决模式了。明星医生可以开始钻研细节问题，使用试探性的提问更深入地探寻患者的病史。如果患者偏离了主题，这个时候开始将患者重新引导到当前的议题上来是没有问题的。这时，你也可以开始处理患者的慢性健康问题。

Ariel Cole 医生说："我总是在进入房间之前回顾一下患者的信息，这样我就可以做好感情上的准备。我查看了患者的 CT 扫描，上面有一个很大的肿瘤。我不能等到了患者面前才做这件事，我必须提前了解这一信息。或者糖化血红蛋白从 7 升到了 9——我的计划改变了。我并不想在诊室里发现这些情况。”

家庭医疗所面临的挑战是将患者的忧虑（主诉）和慢性疾病管理与预防性护理相平衡。制订医生日程最为有效的方式之一是利用问题清单组织你的思路。实际上，问题清单是明星医生最好的朋友。

明星医生法则 6：

让“问题清单”成为你最好的朋友

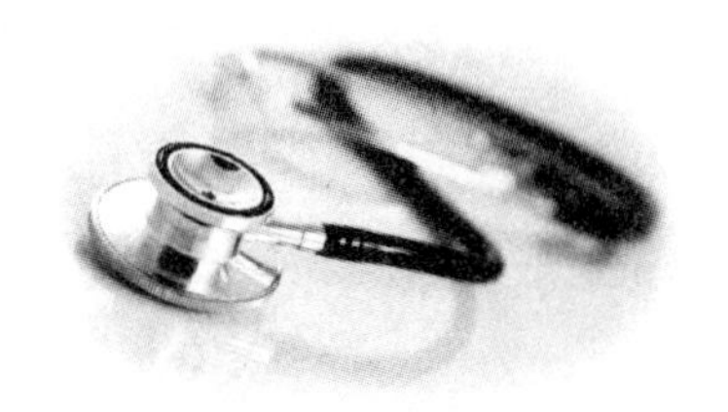

第十八章

使用问题清单制定医生日程

啊，做一名全科医生是多么困难啊！我们不仅要治疗急性疾病，而且还要负责为多种慢性疾病未雨绸缪，跟进随访异常的检测结果，每次问诊都要更新保健信息（正如我的教授所言）。

在“昔日好时光”中，病历表前面的一页纸就足够列举出患者的慢性疾病——糖尿病、高血压、异常巴氏涂片检验结果——可能还有空间写上截止日期或者每一项需要处理的日期。医生只要快速地浏览一遍，就可以确保不遗漏任何重要的事项。

但是在电子病历系统中，情况完全不同了。如果你足够幸运，还保留有一个问题清单区域的话，它也可能会淹没在记录当中，或者处在一个不那么显眼的位置——毕竟，统计专家们对那些 PQRS 的缩略术语或其他“高质量的健康指标”更感兴趣。鬼才会管医生需要哪些功能去为患者服务呢！

明星医生要找到一个可用于问题清单的区域，并且要坚持虔诚地使用它来记录后续随访时应处理的问题。为什么？因为对你的大脑来说，看一个地方的列表要比在多个屏幕间来回切换并试图记住哪些事项需要跟进要简单得多。实际上，不使用问题清单管理患者是没有效率、不现实甚至是非常危险的做法！

“我的建议是列一个条理清晰的问题清单”，Douglas Meuser 医生说：“你必须这样做，这样你才能切实地开始理解哪些事情对你来说很重要，哪些事情对于患者很关键。”

正如医学博士、密苏里州普拉特市全科医生 David Voran 说的那样，“我所见过的病理科医生、放射科医生或任何其他的专科医生和亚专科医生中，没有一个人会使用问题清单。他们会说那是你的问题。我当然相信，问题清单甚至可以说是我们在全科医学中得以自救的基础……在我所教的住院实习医生中，如果有人认为问题清单“不精确”而忽略它的重要性，并且不去花时间跟患者一起审核、更新和维护问题清单而使得问题进一步恶化的话，我会斥责他。”

问题清单的使用技巧和窍门——管理慢性病

问题清单是一个不断变化、演进的工具，而且极具多功能性。除了可以用来管理慢性疾病——糖尿病、高血压等问题以外，它还可以用来对这些慢性病症做出更为详细的说明，从而为患者提供具体的信息。例如，与其让你的问题清单这样写：

糖尿病、未控制（就像电子病历系统显示的那样）

不如你可以添加一些东西，像这样写：糖尿病、二型。或者由于你的电子病历可能有字数限制，你可以简化成：DM2。

现在，添加一些有用的细节：DM2、A1c 6.7 (3/14)

这是很细小的改变，会为你提供非常多的信息。究竟什么状况才叫“未控制”呢？或许你使用的标准是糖化血红蛋白（A1c）>6.5。问题清单中被称作“未控制”的糖尿病有可能是 Alc 6.7，也有可能 Alc 是 12——两者存在着巨大的临床相关性的差别。更加明确地罗列信息，可以只用少量的问题清单空间增加一些非常关键性的信息。

问题清单还可以反映一些细节信息在时间跨度上的变化。例如，DM2，A1c 6.7（3/14）→9.2(6/14)。

这类信息都需要明星医生扫一眼就能快速、高效、多次进行核实。你可以尽可能多地添加系统容量所允许的信息；通常情况下，系统会有字数限制，因此，使用你喜欢的缩写语不但必要，而且很有好处。去掉任何不必要的数据。保持清单的简洁，且不含无关的信息。

证明医疗决策的合理性

你可以使用问题清单来证明或解释某些患者诊疗方面的合理性。这对弄明白为什么患者没有达到某个特定目标来说，是一个很好的文档来源，你可以不必一页页浏览那些陈旧的记录。

比如，你可能因为 ACEI 会造成某位糖尿病患者的血压降至过低，不再建议其使用这种药物。那么你就可以在你的问题清单上注明："使用 ACEI 致低血压"。

随时备好这些信息可以迅速满足审核人员和查阅人员的需求——并且当你从保险公司收到"诊疗建议"之类的信件时，这些信息使用起来就非常方便："亲爱的明星医生：根据我们的理赔数据，我们发现您的患者 Jane Doe 患有糖尿病，但是您没有为她开具 ACEI 的处方。请考虑为您的患者开 ACEI 药品。"

你打开患者的病历表，发现 ACEI 确实没有列在她的药物清单中。嗯？你是一位明星医生，因此，你不推荐这种药物的背后肯定有着充分的理由。果然！就在你的问题清单上赫然列着一则充分的理由，用以解释保险公司针对你的医疗服务所提出的可能存在的疏忽。

问题清单也可以用于记录患者对治疗建议不进行遵守的决定：对于多次建议后仍拒绝检查的患者，你可以记录"直肠出血——拒绝结肠镜检查"。

快速回顾重要的化验结果

问题清单可方便地用于记录近期的化验结果。与其在 PDF 格式的化验单扫描文件中来回切换，不如将结果略记在问题清单上。如果你的系统像很多电子病历的问题清单一样，要求你输入诊断码，我的做法是使用 V76.62 码（“常规体检化验”），然后提交相应的信息。

很明显，问题清单上并没有空间记录患者的所有化验结果，但是它通常适合记录一些最重要的化验结果和日期。这可以使医生在同一个地方就能观察到一个基本的趋势，而无需在病历表中的其他地方创建一些使用起来可能更为烦琐的图表或报告。

记录会诊和专科医生的姓名

我喜欢在问题清单上记录患者专科医生的详细信息。实际上，这有助于你满足“医疗保障健康检查”中的文件要求，该文件要求必须罗列和评述患者的健康问题以及专科医生的姓名——如果这些信息已经记录在问题清单上，那么就不需要你再去做额外的工作了。

更值得一提的是，如果你将电话或传真号码也包括进去的话，你就可以非常快捷地找到你的会诊医生的联系方式，而无需在病历记录中翻来翻去或上网去查电话号码。

追踪预防性保健服务

问题清单可理想地用于追踪检查截止日期，以安排后续检查和日常保健服务。同样，在以往使用纸质病历表的好日子里，病历表前的流程页面可以快速地显示哪些项目将要到期以及什么时候到期。但是这些都一去不复返了。如果你足够幸运，在你的电子病历系统中有可以运行的保健服务页面，但是也有可能无法对它进行个性化设置。或者以我的系统为例，这种健康维护页面按照当前的标准和建议来说已经完全过时了。（嗯，据称这些问题会在将来的更新中获得修复……）

一个不错的变通方式是将使用问题清单作为列举哪些检查将要到期以及何

时到期的常用手段，在上面添加患者使用哪个实验室或放射科也是有好处的。

比如，使用代码“793.80 乳房 X 线筛查异常（Abnormal screening mammogram）”时，你可以将其转换为你自己使用的医学缩略形式：“Abnl mmg，后续检查至2/2016。”或者将“结肠息肉（Color polyps）”转换为“息肉、结肠镜检查5 月 18 日到期，史密斯医生。”

我还喜欢将上次“医疗保障健康检查”的日期记录在年份编码的上方——这样，明星医生就不会错过每年的预防性健康检查，目前，这个项目覆盖了联邦医疗保险中100%的患者以及商业保险中的大部分患者——并且有很好的报销率。

获取个性化信息

明星医生将问题清单作为获取患者个人信息的一个来源。同样，在“昔日好时光”中，医生常常会在笔记的空白处随时记下一些小的细节问题——一些患者的私人问题，用来增强医患关系：“患者的女儿玛丽刚离开家里上大学去了”“狗狗下崽”“喜欢高尔夫”。没有什么比从患者的个人备注聊起更能让患者的问诊有一个良好的开端了：“高尔夫比赛进展得如何？”或者“那些小狗狗有没有毁掉你的房子啊？”

由于我们缺少随手记录笔记的页面空间，问题清单可以作为存储信息块的一个有效的工具。你可以将那些需要记住的患者事项以笔记的形式在问题清单中记录下来——“琼斯医生的母亲”“女儿患有癌症”——以保证你的怜悯之心。

使用个人信息时，需要注意的是要牢记问题清单也是医疗记录的一部分——尽管问题清单可以不断改动，但是它通常被打印为患者医嘱文件的一部分。要保证数据尽可能专业、客观，要本能地避免使用任何煽动性的评语——“不顺从者”“老是迟到”。你懂的。明星医生应该掌控住问题清单。我不喜欢其他的工作人员更改信息——这样能使我对信息的准确性充满信心。

最终，任何对你的患者服务重要的事项都应该按照易于理解的、最简单的方式记入问题清单，并且能够在你自己的电子病历系统限制下完美运行（如表 18－1）。

表 18－1　问题清单表

普通问题清单	明星医生问题清单
2 型糖尿病，未提及并发症	2 型糖尿病，糖化血红蛋白 7.3（3/14）→6(6/14)，眼科琼斯医生，足部检查 3/14
高血脂，其他无异常	高血脂，不适用所有他汀类药物
乳房 X 线成像异常，其他无异常	乳房 X 线成像异常，下次检查到期 2/14（XYZ 放射科）
腹部/盆骨症状，其他无异常	慢性腹痛，腹部 CT 正常 5/12
异常检查结果	LFT 升高，重新检查正常（2/12）
适应障碍与混合性焦虑和抑郁情绪	情境性焦虑（丈夫患癌）
脑部和中枢神经功能其他非特定性异常结果	MRI 脑部 – 小血管病变（9/10）
血管性痴呆	轻度痴呆，MMSE 27/30（1/11）→26/30（2/14）
脑动脉闭塞，无脑梗	Hx TIA 2004
一般医疗检查	健康检查完成时间 8/10/14
非特异性病毒疾病筛查	丙肝 阴性（8/11）；乙肝疫苗已注射
异常肾功能检查	慢性肾功能不全，不适用非甾体类抗炎药

看上去这份问题清单需要大量的工作！是的。正如 Douglas Meuser 医生所说的那样，"它会耗费大量的时间，但是同时它也会让你变成比之前更优秀的医生。"创建一份好的问题清单是绝对值得我们付诸努力的，它可以在以后的工作中为你节约大量的时间，并保证高质量的患者医疗和复诊随访。我宁愿把大部分时间花在整理问题清单上，也不愿意在电子病历表中点来点去，搜寻那些捉迷藏一样的关键信息——后面章节中你会看到，代码 99214（译者注：美国诊所对老患者收费编码，详细介绍见后面章节）只要求"记录 3 种目前慢性疾病问题"。如果你付出了足够的努力，你的问题清单绝对可以满足你的需求。

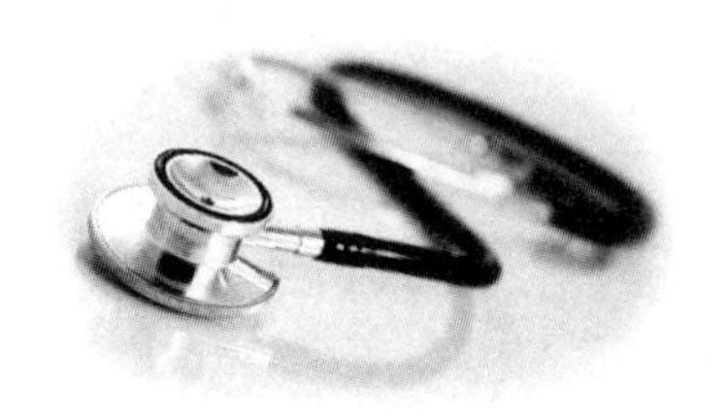

第十九章

明星医生秘诀：高度针对性的身体检查

你已经获得了相关的病史，并更新了你的问题清单。现在到了明星医生的身体检查阶段。

明星医生明白，对一位无症状的患者进行“完整”的身体检查纯属浪费时间。是的，我听说过这样的故事，某位精明的医生从模糊的检查结果对患者的疾病进行了早期的诊断。但是，我们没有听到的是：由于医生忙于对每个人做全面检查，那些真正生了病的患者却永远得不到看医生的机会。或者是某位在检查时偶然发现异常结果的患者又不得不经历痛苦且毫无必要的检查，最后却证明完全没有任何问题。

在医疗服务中，没有人想要考虑个人合理性的问题，但是当涉及群体的时候，现实情况是，如果把全身检查所花的时间用在循证数据的收集上、用在将患者病史考虑在内的咨询服务以及预防性护理上，效果会更好。

这并不是说良好的检查技术不重要。它们绝对很重要。但是，身体检查应该有针对性，并且应该以一种时间花费最少、最大限度提高正确诊断率的方式进行。

医生在医学院中掌握了全身检查技术之后，就应该转到“针对性”的身体检查。这意味着与其对身体的每个部位进行检查，不如关注那些与临床表现相关的区域。这也是将学生与资深临床专家区分开来的一个领域。

一位明星医生明白，在与患者互动中，最重要的是倾听和讨论诊疗计划。进行详细的身体检查，尤其是在没有临床相关性的情况下，等于浪费掉了宝贵的时间。幸运的是，明星医生在门诊期间通过细致的观察已经收集了大量的信息，成为“针对性极强”的检查专家。就像21世纪的福尔摩斯一样，精明的医生在与患者互动时第一眼就在收集临床数据，甚至在着手应对患者之前就在观察大量的检查要素。还可以通过握手、观察患者穿过检查室时走路的步态获取更多的临床信息。

明星医生法则7：

学会通过观察获取身体检查信息

想一想：当你进入检查室时，你会马上获取患者的反常状态、肤色和肌理、结膜状况、面部对称性、呼吸动作——一切尽在一瞬间。实际上，一位明星医生“只需要通过观察”就能进行一整套集中性的检查。

你可以对通过观察进行的检查归类：

- 生命体征（由护士采集）
- 一般表现：紧张痛苦、中毒/无中毒、营养良好/没有脱水
- 头部：头部正常、无创伤、对称良好
- 耳鼻喉：眼睑、眼睛/结膜、嘴唇/黏膜、外耳、听力
- 颈部：活动范围、甲状腺肿大
- 呼吸：呼吸困难或呼吸急促

- 心血管：心率正常（生命体征采集）、心律（如果护士在测量生命体征时记录了这些数据）
- 腹部：有无腹胀
- 四肢：发绀、水肿
- 皮肤：明显的皮疹、损伤
- 神经疾病：颅神经、平衡性、步态、对称性

明星医生可以通过对患者的观察获取并记录大量的“细节”信息。

当然，患者并不是总能意识到一位老练的医生在看似随意的互动期间能够进行多少身体检查。一次“实际操作”的检查——即便只是快速的心肺听诊——或许就足以满足很多患者对医生形象所具有的期许，同时，在必要时要教育患者全身的检查已不再被看做医学诊疗的标准程序。

例如，对于表现出抑郁症状的患者，并不需要对其进行大量的用手指捅或戳的检查，因为这实际上会浪费更应该用在探寻抑郁症状和治疗方案上的时间。说得更直白一些，患有上呼吸道感染的患者并不需要做直肠检查。

实际上，当前的观点甚至认为做不必要的详细检查可能会对患者有害。怎么会呢？患者常常问。每一位被医生神奇的偶然发现所“拯救”的患者，比如触诊发现的卵巢肿瘤，背后都有更多的、需要为不相关的身体检查结果而经历的不必要并且常常是侵入性的检查。这些额外的检查价格昂贵，异常痛苦。并且在某些情况下还会导致不良后果，如外科并发症。除非具有临床相关的情况之外，不要进行侵入性的检查。

不言而喻，高度针对性检查这一概念涉及的是不需要详细检查的临床情况。必要时，明星医生始终会进行更为全面的身体检查。

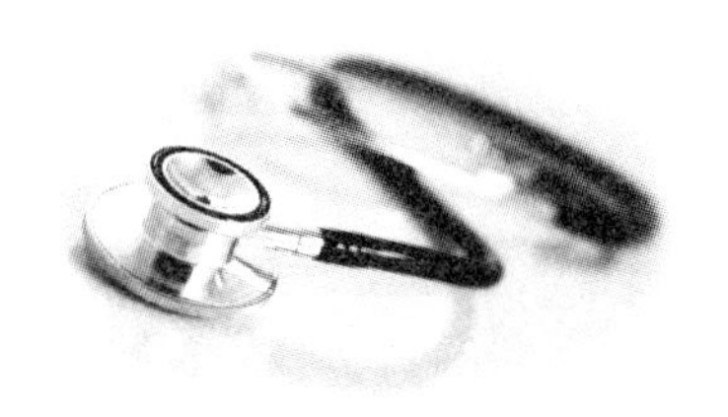

第二十章

快进快出做妇科检查

进行妇科检查时，我听到的最大的赞誉之一是“哇，真快!”在我看来，一个常规的巴氏涂片(Pap smear)应该在60～90秒。不幸的是，我个人经历过时间更长的巴氏试验检查——或许不超过几分钟，但是却感觉像是永远完不了，同时我在想“她都在忙什么啊?”

跟大多数医疗流程一样，迅速完成巴氏试验检查的关键是要有一个标准的操作流程，并且每次都按同样的方法进行。当然，熟能生巧。

如果你是使用扩张器方面的专家，你可以略过本节。但是，如果你的患者并不经常对你的巴氏试验检查的迅捷性表示称赞，快速浏览一下本节或许是值得的。

(1)布置好房间。你的助理应该为你布置好房间，准备好一切你所需的东西。包括执行检查所需的最小尺寸的扩张器、光源和检查材料。插入扩张器后再去翻箱倒柜地找医用耗材是不恰当的。我会让我的助手留在房间协助我，但是她会站在检查台的一侧以保护患者的隐私。

(2)尽可能地保证检查过程的舒适。使用布质的踏脚覆盖物，尽可能用亚麻布遮盖住患者而不要用薄纸，并且在与患者交谈时使用令人宽慰的、实事求是的语气。

(3)“摆好姿势”。我喜欢引导患者将脚跟置于踏脚上，尽可能地将踏脚伸向两侧张开，然后让患者“坐”向检查台的最外侧边缘。一直保持患者有东西覆盖。

(4)告诉患者你正在做什么。“我现在要放扩阴器了”。在我早期做过的妇科检查中，曾经接受过突如其来的侵入性检查，可以说，如果缺少警告，那么整个检查都是非常令人不安的。

(5)插入扩阴器。确保患者的臀部处于检查台的最边缘。使用扩张器时的压力要稳、轻(朝着会阴处)，以通过阴道口。让患者深呼吸一下，不要收缩肌肉。

(6)在扩阴器完全插入后再打开它。同样，我会告诉患者打开扩阴器时会有咔嚓咔嚓的声音。

(7)看到子宫颈时，开始采样——这个步骤应当快速地完成——将样本递给护士，撤出扩阴器。

(8)慢慢松开把手时，保持扩阴器向前的压力，否则它会弹回去并挤压到患者。有时候，如果你不当心的话，拿出扩张器会比将它放进时更让人难受。

如果你遵守了以上的几个步骤，你会听到患者说:“这并没有那么糟糕”。

盆腔检查

这是个有争议的话题，但是我还是要说一下。每年进行的盆腔检查并没有循证依据。

是的，我听说过在常规盆腔检查中“偶然”发现卵巢癌和其他严重病变的故事。但是，我也看到很多因为检查中出现的可疑或异常而带来的侵入性和非必要的检测。

我并不是指有症状的女性。出现异常性阴道出血、盆腔疼痛或者任何妇科症状的女性应当给予彻底的阴道和盆腔检查。

但是，完全没有症状的女性并不需要经受不必要的并且有可能很痛苦的检查。实际上，美国预防服务工作组(USPSTF)已经赞同——盆腔检查并不是必须的体检项目。[47]

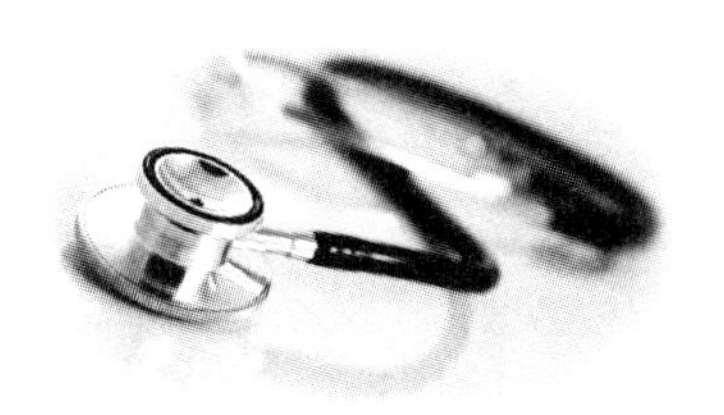

第二十一章

解释诊断并沟通治疗方案

当你制订好患者和医生之间就诊的日程并完成了有针对性的身体检查后，便可以进入解释诊断和沟通治疗方案的环节了。

我发现，与患者互动的最佳方式是尽可能地保持积极性。尤其是在讨论较为棘手的诊断时，添加正面信息肯定会让患者更容易接受，而且可以避免他们出现压抑的情绪。

明星医生窍门：

与患者讨论诊断结果时，尽可能地保持乐观

例如，当患者被新诊断出糖尿病时，可以这样说："好消息是我们及早地发现了它。现在我们只需要共同努力，对你的饮食和药物进行适当地改变。"

通过电话向患者通知坏消息从来都不是一个好的做法。任何新的诊断都值得安排一次医患会面，让患者有时间消化，帮助他们与人生中新的事实达成妥协。

记住，出现健康状况的患者通常会有负罪感和羞愧感。我会强调“尽管生活方式是导致疾病的主要因素，但是有时候这些疾病是遗传因素引起的”，以此来尽量减轻患者的这种羞愧感。例如：“请注意，由于你有明确的糖尿病家族病史，我们必须在控制体重方面付出更多的努力。”

要关注患者已经做出的积极改变。如果患者体重下降了一磅，我会说一声“太棒了！”作为鼓励和祝贺；如果他们的体重没有增加，我则会说“好消息，你在节假日期间体重没有任何增加”。我的患者都熟知，对于他们血压或糖化血红蛋白方面取得的改善，我都会和他们击掌庆贺。积极的支持非常有效果。

即使我们不得不告诉患者一些有点“吓人”的消息，我们也仍可以主动地表达我们的关心和忧虑。“血糖升高确实让人担心，但我知道你可以做得更好。”

强调医患之间的团队协作也很有帮助。强调你是患者的盟友，并且“我们”会共同努力，一起面对任何可能发生的健康问题。

明星医生明白，很多患者缺少必要的健康素养，并且经常不能够理解医生口头提供的医学指导。据估计，就诊结束时，只有一小半的患者记得医生解释过的事情。

为了帮助患者理解治疗方案，我们可能需要关注几个要点，并且在整个就诊期间对这些要点进行重复。这可能意味着，要安排更为频繁的复诊预约来处理前一次就诊时出现的多种健康问题。记住，要清楚地说明你什么时候想要患者复诊，然后在患者离开诊所之前安排好预约。

大部分患者并不理解医学术语。我们必须记住，作为一名医生，我们所习惯的术语对患者来说可能是全新的知识，尤其是一些容易被混淆的说法，像“你的化验结果是阴性(negative)的”。对于患者来说，“阴性”可能会被从字面上理解为“你的化验结果是负面的(坏的)，而实际上医生的意思恰恰相反。最好这样说：你的化验结果是好的、良好的，等等。

患者能够愉快、放松地请我们解释信息时，我们对此要引起重视。我喜欢说:“有时候我们医生会忘记我们在使用某些‘医学用语’——如果你对我的解释有什么地方不清楚的话，你可以随时打断我。”

直接地鼓励患者——“你有什么问题?”——让患者将信息向你重复一遍来确认他已经理解。在涉及医疗设备时候，这一点尤其适用——比如，每当我们教患者如何使用哮喘吸入器或如何注射胰岛素时，都会要求患者跟医生或护士一起练习使用技巧(“看一遍，做一遍，再教一遍”)。

使用图表、解剖挂图或网上的图片来更好地解释诊断结果。在骨骼肌肉图上展示骶骨关节要比使用语言进行描述更容易使患者理解。

一种被称为“提问—告知—提问”的模式囊括了这些策略方法，并且被证实有助于患者消化、理解医学信息。[48]

例如，某位背部疼痛的患者被诊断出骶髂关节炎。

医生:“你对骶髂关节炎了解多少?”(提问)

患者:“我从来没听说过这种病。”

医生:“骶髂关节炎是髋关节和腰部关节区域的发炎或损伤(指着图表)。”(告知)“看到我说的地方了吗?”(提问)

患者:“是的，那里正是我疼痛的地方。”

使用宣传材料

对于明星医生来说，宣传材料是非常重要的工具。正如我们之前所讨论的那样，无法一次性记住太多诊疗信息。一张文字说明或有益的健康宣传材料会使患者遵守治疗方案的能力有所改观。

医生非常有必要向患者提供一份临床小结，包括诊断结果名称、药物清单(以及每种药物的使用目的)和使用说明。更好的做法是，连同体现了治疗方案变化的临床小结一起，给患者提供一份上次的问诊记录。最好是能在患者离开诊所之前完成当前的记录。

大多数医学会和医生网站会提供各种不同主题的医学宣传材料，可将它们打印出来分发给你的患者。我发现，对于那些最容易产生误解或患者疑问最多的话题，自己制作出个性化的宣传材料是非常有帮助的。我将宣传材料保存在我的电脑上，这样我就可以根据患者的反馈进行编辑和增加额外的注解。例如，如果我经常被问及某个问题，我就会将这个信息增添到我的宣传材料上。

宣传材料可以节约患者的时间。在推荐患者做物理治疗或心理治疗时，我会给他们一份有理疗师名单的宣传材料，包括他们的电话号码和地址，以及如何联系保险公司来查看哪些医生有资格为参加该项保险的患者接诊。

明星医生窍门：

在诊室显眼的地方或者结账窗口边易取的台架上，放一些表格和宣传材料

在与患者交谈时，我喜欢就谈论的话题在计费单的底部为自己写一条提醒（“心理治疗宣传材料”），以防遗忘。我的员工也接受过相应的培训，知晓提醒的意思，所以他们也可以帮我提供相应的信息。

提供多种治疗选择

交流治疗方案时最重要的方法之一是提供多种治疗选择。我通常会这样说：“我们可以做几件事来减轻你的背部疼痛。我们也可以选择什么也不做，也许它自己会好起来。我们可以给你开一些药物来治疗炎症。我们还希望你能进行一些物理疗法，学习一些可能有效的锻炼方法。”

在一项有关患者满意度的研究中，很多患者称喜欢医生给他们提供“多种选择”，尤其是药物方面的替代方案。[49]提供多种选择使患者有机会一起参与决策制定，据证实，这可以改善患者的健康结果。[50]

给予患者安慰，尽可能地保持乐观：“你会没事的。”“我们对这个病还是有治疗方法的。”“不，你不会因此而卧床不起。”或者，对于更严重的诊断来说：“我们将会一起渡过这个难关。”医生的积极导向能够明显影响患者对疾病的理解，并且这种理解可以持续一生。[51]因此，为未来创造一个积极的基调非常重要。

鼓励锻炼始终是有好处的——我很惊讶有那么多的人害怕锻炼会让他们的症状加重或者会使他们受伤。即便是不会造成任何疼痛的关节咔哒/噼啪声也会造成某些患者的恐慌——我喜欢这样安慰患者：除非锻炼造成严重的不适，否则是不会因为锻炼而伤到自己的。

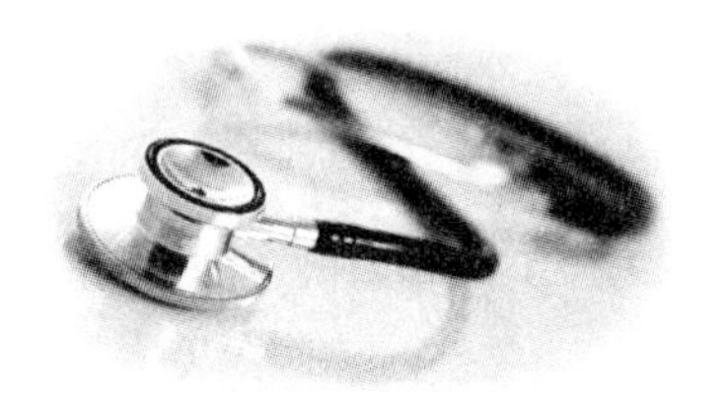

第二十二章

患者初次就诊

尽管我会在10分钟或15分钟内完成大多数患者的问诊，但是对于初次就诊的患者，我喜欢多花一点时间。就设定未来的基调来说，第一次就诊非常关键。它还可以让你就患者的病史、用药史和问题建立一个准确的病历表。

David Voran医生说:“创建一个系统的目标是尽一切可能地了解你的下一个新患者的所有情况，这样你就不必从头再将数据输入一遍”。这些信息会作为将来制定决策的依据，并且会节约你将来的时间。

“你必须在患者初次就诊时花时间输入这些信息——患者的病史，不但要记录患者做过哪些手术，还要记录是谁做的手术，然后你可以在将来患者就诊时继续补充这些信息”，Doug Meuser医生说。

我的大部分时间都用在创建简洁而并非详细的问题清单上(见之前章节)，对于患有慢性疾病的患者来说，这会成为他们未来就诊的依据。我还喜欢将没有效果的药物添加到患者的过敏清单中——并不是真正的过敏，而是提醒我将来不要再去开这种药物。

我还喜欢获取一些在复诊时容易遗漏的一般信息，像事前提示、紧急联络信息、家庭关系、教育背景、工作情况等。这些细节信息常常包含在新患者的登记表格中，你应该将它们输入你的电子病历系统以备将来参考。我要求我的员工在接待患者时将大部分这类信息输进去。

尽管我在常规的身体检查方面不会花费很长的时间（除了之前讨论的针对性的身体检查），但是我确实尽量在患者首次就诊时为他/她做一个更为详细的检查，以此作为基准。通常在没有出现症状的情况下，心脏杂音不会发生改变，例如，首次就诊时进行一次适当的心脏检查，可以降低因抑郁而进行常规就诊时进行心脏听诊的必要。对于代码为99204或99205（译者注：美国诊所对新患者收费编码，要求有详细病历记录。详细介绍见后面的章节）的新患者来说（见制定病历表一节），也需要进行一次“全身”的身体检查。

明星医生窍门：

在遇到新患者时，从之前的医生那里获取医疗信息并详细回顾这些信息非常重要

正如医学博士、内科医生Beth Shandor所说的那样：“如果说上帝存在于细节当中，那么以往的记录就是上帝。它会给你指明正确的方向。”获取医疗记录可以防止过度的或者不必要的检测，并且可以防止你遗漏重要的细节信息，比如以往的异常结果。

如果当前的电子病历（EMR）中已经有了你的患者的信息，那么要对病历进行详细的回顾。Jennifer Keehbauch医生指出：“一旦你打开电子病历，你就要对里面的所有信息负责。并且必须提高回顾病历的效率。”

患者的首次就诊，是解释你的诊所理念和规范的大好机会。Emily Nabors医生在看新患者时有一套标准的台词，包括简要地介绍她接受过的医学培训以及什么是全科医生。“我会给每一位新患者发一张手写便条，欢迎他们加入我的服务。”她使用欢迎信的方式，让她的执业信息更有吸引力。

我使用自己制作的宣传材料来回答新患者最常问到的一些问题。

新患者宣传材料样本

明星医学博士

地址、电话号码

诊所营业时间 周一至周三 上午7:30至下午6:00

周五：上午7:30至下午4:00

周四、周末和国家法定假日休息

预约

- 尽管某些紧急情况会造成延误，但是明星医生会尽一切可能保证您的预约时间。我们会竭尽所能通知您任何预约方面的问题，并且如果需要，我们会非常乐意在您方便的时候为您安排再次预约。
- 请在约定时间前10分钟到达诊所，以方便更新您的保险和其他相关信息。
- 取消预约或需要重新安排预约时，请提前24小时告知我们。
- 在常规工作日，我们随时提供紧急或当天的“疾病”就诊。如果明星医生外出，会有别的医生顶替。

药物

- 明星医生会为您开足量的常规药物，可维持到您下次就诊前。若想使用任何新药物，都需要预约以讨论服药的风险、意义和副作用。
- 若要使用任何管制药品（止痛药、安眠药等）都需要预约。未到访诊所不得重新补充药物。开具管制药品处方时，可能需要签订用药协议，根据当前州法律规定，可能需要进行随机的药物测试。

检查结果与电话信息

- 明星医生强烈要求所有的检查结果包括化验结果和 X 线透视结果必须在复诊时予以解释。这是为了您的利益和保障，因为在美国，丢失化验报告是导致医疗失误的最常见的原因。
- 我们会在 24 小时内尽快回电。

转诊至其他医生

- 在明星医生建议下，我们诊所会非常乐意为您安排专科医生的预约。我们强烈建议您能遵守已安排好的预约，或者在合理的时间范围内取消预约。我们强烈建议，在确定专科医生之前，您需要与您的保险公司进行核实。

非门诊时间急诊服务

- 当地急诊科全天 24 小时开放，地址在……(输入地址、电话号码)

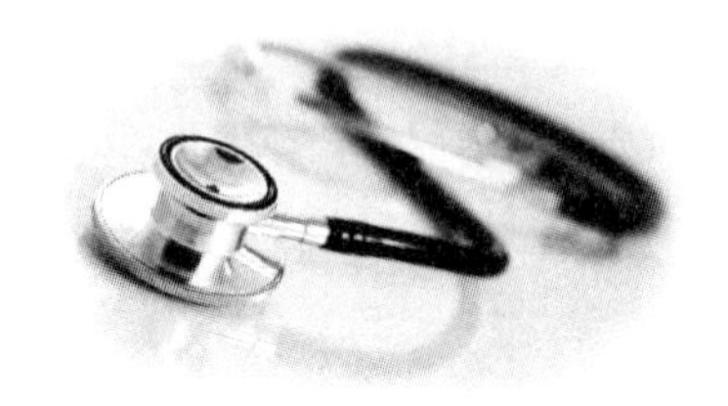

第二十三章

健康维护

明星医生法则8：

健康维护：融入到每次看诊中

在我住院医生实习期间，“将健康维护融入到每次就诊中”这样的口号已经深入我们的脑海。尽管在8～10分钟的问诊时间里试图将巴氏涂片或乳房X线透视这样的预防性保健事宜也挤进去总是充满挫折和挑战，但是明星医生必须承认，在这件事情上，教授们的说法是对的。

等到“身体检查”或健康检查时再来处理健康维护的问题是不可行的。为什么？

第一，患者可能实际上不会参加健康检查，只会在生病时造访你的诊所。

第二，当他们确实来进行健康检查时，他们也通常提起各种慢性和急性问题——并且患者不愿意听到“抱歉，但是我们今天不能谈胸口疼痛的问题，我们只能做年度健康检查！”

第三，你认为患者(或者，在某些情况下应该说陪审团)会在乎“因为患者从没有来做过身体检查”，你就不去建议他做一个结肠镜检查？他们只知道最近几年中他们由于各种各样的疾病问题在你这里看病七次，却从没有人建议过做结肠癌筛查……

人们期望我们为患者做正确的事情，不管多么富有挑战。因此，跨越这些障碍最实用的方法是，在任何可能的情况下，将预防性保健纳入到常规问诊中来。这意味着要在你的医疗进程和患者的医疗进程之间达成妥协。一个高效的问题清单可以作为解决方案的一部分。

并且，从积极的方面来说，在提供健康维护服务时我们至少可以获得报酬。例如，联邦医疗保险有多种甄别性的计费代码可以覆盖有关抑郁、饮酒、抽烟方面的讨论以及有关肥胖的咨询。这些计费代码可以被应用在常规就诊中。这些计费代码本身并不会支付很高的报酬。但是，如果你对所有适合的患者就此类服务进行代码计费，你的价值单位就会开始上升。在以后的章节中，我会向你展示如何制作自定义的调查问卷和工具，来高效地归档你的筛查服务，并为这种额外的代码计费提供依据。

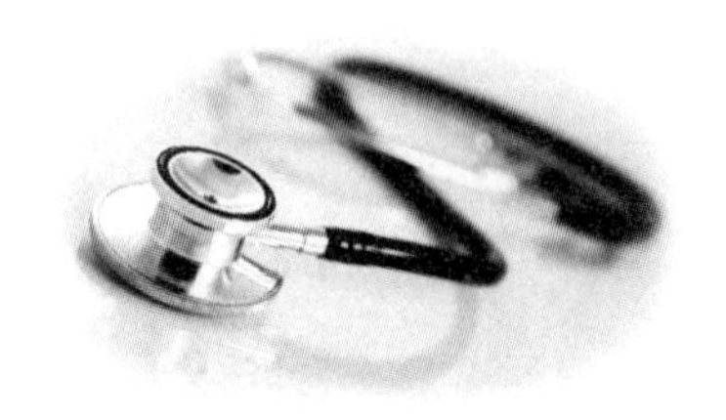

第二十四章

健康体检和筛查代码

由于联邦医疗保险和其他商业保险为年度预防性体检或健康体检(年度健康体检——AWV, Annual Wellness Visit)支付费用，因此，安排一次问诊来检查健康维护方面的问题，既符合医生又符合患者的最佳利益。

联邦医疗保险可覆盖三种类型的健康体检。“欢迎加入联邦医疗保险”体检项目(加入联邦医疗保险一年内)、首次健康体检和后续健康体检。

联邦医疗保险对健康检查的要求已公布在美国医疗服务中心(CMS)的网站上。[52]由于这些准则经常会发生改变，一定要登录网站查看最近的推荐信息。例如，年度健康体检的最新的部分就要求患者填写一张“患者健康自评表”。

自评表样表:

表 24－1　联邦医疗保险预防性体检调查问卷

你上次进行体检的时间是：＿＿＿＿＿＿＿＿

在那以后，你是否被诊断出新的疾病？□是　□否

如果是，请详细描述：＿＿＿＿＿＿＿＿＿＿＿＿＿＿＿＿＿＿＿＿＿＿＿＿

你最近有没有做过手术？□是　□否

如果是，请详细描述：＿＿＿＿＿＿＿＿＿＿＿＿＿＿＿

你的药物、维生素或辅助药物有没有发生什么变化？□是　□否

如果是，请详细描述：＿＿＿＿＿＿＿＿＿＿＿＿＿＿＿＿＿＿＿＿＿＿＿＿＿＿＿

你的近亲家庭成员有没有出现严重的疾病？□是　□否

如果是，请详细描述：＿＿＿＿＿＿＿＿＿＿＿＿＿＿＿＿＿＿＿＿＿＿＿＿＿＿＿

你在使用/不使用吸烟或饮酒方面有没有发生变化？□是　□否

如果是，请详细描述：＿＿＿＿＿＿＿＿＿＿＿＿＿＿＿＿＿＿＿＿＿＿＿＿＿＿＿

请描述一下你最近的饮食状况（勾选所有符合的项目）：

□非常平衡、比例受到控制　□不平衡　□比例过量

□低盐　□低脂肪　□低碳水化合物　□限制热量摄入（卡/天）

□其他：

请描述一下你近期的活动水平：

□低限度　□活跃，但是无锻炼　□有些锻炼　□定期锻炼

你在过去一年内做过眼部检查吗？□是　□否

眼部检查医生姓名＿＿＿＿

你在听力方面有什么困难吗？（向两侧伸出双臂时，你是否听不到你弹手指的声音？）

□是的　□助听器　□没有困难

请列出其他经常为你提供医疗服务的医生：

姓名＿＿＿＿＿专科＿＿＿＿＿

电话/传真（如有）

姓名＿＿＿＿＿专科＿＿＿＿＿

电话/传真（如有）

续表 24-1

临终关怀
你是否备有预设医疗指示(Advanced Directives)或遗嘱? □是 □否
姓名/健康管理代理人电话号码
你愿意在这次问诊中讨论临终关怀事宜吗? □是 □否
抑郁筛查:你有失落或抑郁感吗? □是 □否
日常生活活动:
你在日常生活方面,如穿衣、洗刷、大小便、就餐等,需要帮助吗? 类型:
你在理财、管理预约、做饭、购物等活动方面需要帮助吗? 类型:
安全筛查:
你是否感觉有严重的安全方面的忧虑? □是 □否
你在视觉、听觉或讲话方面是否有困难? □是 □否
你在洗澡、穿衣或吃饭方面有困难吗? □是 □否
你是否有站立不稳的感觉? □是 □否
你在上下楼梯方面有困难吗? □是 □否
过去60天内,你有过摔倒或差点摔倒的经历吗? □是 □否
在你的家中是否存在什么危险源? □是 □否
紧急情况下,你拨打911有困难吗? □是 □否
认知能力筛查:
假设这个圆圈是一个钟表 在钟表上标记上数字 标记时间“11:10”

为了保证你能切中联邦医保对健康体检所规定的全部要素，最有效的方法是制作一个模板来确保你能有条不紊地开展工作。虽然有些电子病历系统可以为你提供这种模板，但是很多电子病历系统却没有提供。根据现行准则，我自己制作了一份患者自评表，以及口述、归档健康体检要素的“模版”（如表 24-2）。

表 24-2 口述记录模板样本

健康体检
患者今日到诊做年度联邦医保的健康体检
详细审阅了当前的问题清单。同患者一起核对了药物情况。明确了专科医生，并记入患者的专科医生名单
讨论了事先说明和医疗遗嘱问题，更新了记录以反映患者的意愿
使用认知筛选表对患者的认知能力进行了评估，结果正常
评估了患者跌倒的风险
评估了患者的家庭安全问题
听力筛查——正常，无问题
视力筛查——患者近期做过视力检查，没有发现新的问题
日常生活活动能力——自主
工具性日常生活活动能力——自主
当前饮食结构：健康、低脂肪饮食；锻炼情况：定期散步
抑郁筛查：悲伤或抑郁情绪、快感缺乏→均予以否认
计算并评估患者的体重指数
根据美国预防服务特别工作组（USPSTF）指南，为患者制定了个性化的预防性保健计划，并详细地与患者进行了讨论。向患者发了一份宣传材料。

在联邦医保开始覆盖健康检查费用之前，Roberta Chung 医生就已经在使用自己制作的表格。“我让患者每年填写一次自评表。这有助于提醒患者和医生不同的筛查测试什么时候到期。”

有些患者常常不能理解健康检查的概念，将它与“全身检查”混为一谈。实际上，除了“欢迎加入联邦医疗保险”体检项目规定的身体质量指数（BMI）检查、血压测量、视力检查之外，联邦医疗保险并没有要求进行任何其他的身体检查。

为了澄清健康检查的目的，我制作了一份宣传材料（如表 24 －3），帮助患者理解这些检查所要求的要素，并且让他们理解这次问诊只处理身心健康方面的问题。但是，如果患者在健康检查时有其他临床方面的担忧，那么我们并不限制提供额外的医疗服务，但是这些服务在按照体检代码计费之外，还应当作为单独的评价与管理（E/M）就诊（根据修正代码 －25）予以合理的计费。

实际上，我通常反过来进行操作，将健康检查融入常规的慢性疾病管理预约中。由于我已经将处理健康维护问题作为一种例行程序，我需要做的只是让患者填写健康自评表并打印一份预防性健康计划表。瞧！我只是额外付出了一点点努力就完成了一次健康检查。

患者应当意识到虽然健康检查是“免费”的，另外提供的服务是要按照标准的自费额度和共付额度计费的。由于患者常常有一些需要关注的慢性或急性医学问题，这些问题有可能在健康检查时一并获得处理，对于此类非健康检查要素的问题，要进行额外计费。我将这些信息都囊括到我的健康检查宣传材料中。只要你的患者知悉了这些信息，他们就应该会满意这种安排，因为他们还可以选择在别的日期另外安排预约来检查其他的医疗问题。

表 24－3　健康检查样本介绍

欢迎参加年度联邦医保预防性健康检查！这项检查的目的是帮助促进你的健康并确定主要的疾病风险。联邦医保为这项检查每年报销一次费用。根据健康检查发生的时间不同，这项医保福利有三种不同的名称：

“首次预防性健康检查”——也称作“欢迎加入联邦医疗保险”体检——可在加入联邦医保后 12 个月内的任何时间进行。

“首次年度健康检查”——可在加入联邦医保 12 个月之后的任何时间进行。

“后续年度健康检查”——在上述首次年度检查后每年进行一次。

你的预防性健康检查会对以下问题进行评估：

- 你的疾病和手术史
- 你当前服用的药物
- 你相关的家族史
- 你使用酒类、烟草或违禁药物的情况
- 你当前的饮食情况和身体活动能力
- 为你提供医疗服务的其他医生
- 抑郁、认知障碍或安全问题
- 对你的身高、体重、体重指数、血压和视力进行检查和评估，以及根据以上的评估对需要关注的部位进行检查
- 临终关怀方面的问题

本次就诊服务包括以下内容：

- 对已明确的预防性健康问题拟定一份清单（问题清单）
- 根据这些问题进行教育、咨询或推荐转诊
- 提供一份个性化的书面筛查计划表，详细列举出联邦医保覆盖的筛查/预防性健康服务
- 如需要，制定临终关怀方面的建议
- 由你的医生推荐的其他预防性健康服务

请注意：根据联邦医保的规定，本次年度预防性健康检查的目的是关注健康方面的问题，且仅限于健康促进和疾病的预防。根据预防性体检期间你和你的医生在处理预防性问题时所花费的时间，以及你可能患有的疾病和/或伤病，联邦医保要求我们除了预防性体检之外，还要对这类服务进行单独代码并计费。我们在你进行健康检查之前对你进行告知，以便你能意识到，根据检查的程度和你通过医保报销后应该承担的共付额度和/或自付额度，本次问诊中可能会产生其他的费用

医疗筛查和咨询代码

目前，联邦医保还就合格的筛查和咨询服务向医生给予补偿报销。保证筛查合格的一个有效的手段是制作一份表格，每年一次分发给参加医保的患者。

2012年，我为患者的抑郁或饮酒问题进行了筛查，联邦医保对每次筛查可支付18.25美元。虽然钱不多，但是这种筛查只需要患者填一下表格(如表24-4)，提供这种服务不需要动太多的脑筋。在戒烟、酗酒、肥胖、降低心血管疾病风险、性传播疾病方面为患者提供咨询也可以获得额外的报销。登录美国医疗服务中心(CMS)的网站查看在咨询方面的相关指南以及编码规则要素，如果你正在做以上这些工作，你或许也可以获得报酬。

你的护士或秘书应该核对患者最后一次进行"健康"检查或筛查评估是在什么时候，并将其作为患者造访前预先筛查记录表的一部分。如果间隔超过了一年，这些表格应该在第二天附在患者小票的后面，作为对医生的提醒。

一个提醒：以往，在我着手进行这种筛查时，我接到大量患者的电话和来访，他们在收到联邦医保为筛查进行支付的"福利说明"(EOB, Explanation of Benefits)之后，担心被贴上"酗酒"的标签，有人还明确表示"我没有抑郁!"为了向患者解释清楚清单上的标注只反映我问过了抑郁和酗酒的事情，我在筛查表格的上方增加了这样的信息。尽管这种解释明显地减少了患者的担忧，患者仍然会不时地提出一些问题。但是筛查还是非常值得去做的。

筛查样表

联邦医保要求全科医生对抑郁、酗酒、心血管疾病进行年度筛查，并且向明确存在酗酒、抽烟或性传播疾病等方面问题的患者提供咨询。科学研究证实，对这些问题进行筛查对被筛查者健康来说是受益的。

表 24-4　医保筛查表格

抑郁筛查		
在过去的一个月里，你是否存被以下两种问题困扰：		
1. 做事情时提不起兴致？	□是	□否
2. 感觉失落、压抑、或无助？	□是	□否
酗酒筛查（注：1 单位 =1.5 盎司红酒或 12 盎司啤酒或 1.5 盎司白酒）		
你每周饮酒是否超过 7 个单位？	□是	□否
你每次饮酒是否超过 3 个单位？	□是	□否
你有没有觉得需要减少饮酒量？	□是	□否
别人对你的饮酒问题的评述是否让你烦恼？	□是	□否
你对饮酒是否抱有负罪感？	□是	□否
你是否有早上起来饮酒的习惯？	□是	□否
心血管疾病筛查		
你每天服用阿司匹林吗？	□是	□否
性传播疾病筛查		
你曾担心过性传播疾病问题吗？	□是	□否
你愿意做 HIV 检测吗？	□是	□否
你存在下列风险因素吗？		
多个性伴侣，避孕措施不规律，酒精或药物影响下发生性行为，为赚钱或毒品发生性行为，去年患有性传播疾病，静脉吸毒，男性同性恋。	□是	□否

为了向联邦医保证明这些筛查已经完成，我们诊所会向联邦医保传送一份由其开发的代码。这个代码会显示在你的“福利说明”表或清单上，并且，这些筛查会由医保 100% 报销，不存在任何共付或个人付款部分。代码并不是表示你存在酗酒、抑郁等方面的问题，我们只是按要求对这些问题进行筛查。为了确保我们的筛查符合联邦医保的相关准则，如能填写这份简单的表格，明星医生会衷心感谢。

抽烟或酗酒咨询

联邦医保还对医生就抽烟和酗酒方面进行的咨询服务提供报销。如果你在问诊时花几分钟的时间和你的患者讨论这些话题，一定要将这种讨论记录下来，并将你在咨询上花费的时间生成代码。

肥胖咨询

对于体重指数(BMI)在30以上的患者，医生可因提供减肥咨询服务而获得报酬。目前，联邦医保为该代码每周一次、连续一个月支付费用，并在接下来的五个月中每两周支付一次费用，如果你的患者在此期间减少了至少3公斤的体重，联邦医保还会支付每个月的就诊费用，并连续支付后续6个月的费用。

由于目前对肥胖咨询的就诊每次收费大约是25美元，因此，较为实用的一种方式是组织团队式就诊，将减肥咨询融入诊所繁忙日程当中。在之前的行医实践中，我有时会采取这种措施，虽然我不确定这种计划是否在财务上特别有利，但是我的患者很喜欢，而且很多人的体重确实有所减少。

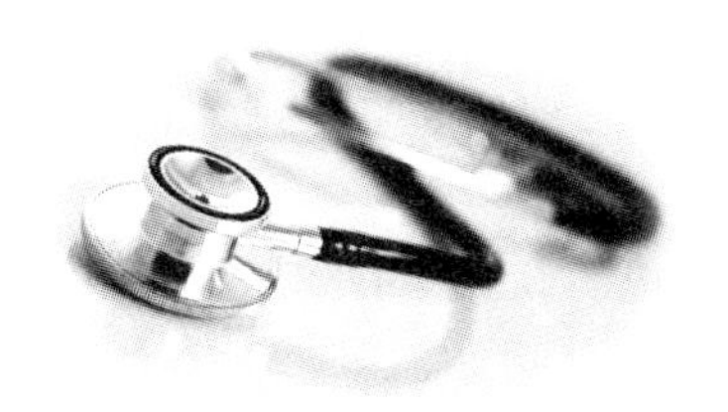

第二十五章

走下舞台

优雅地结束问诊

你已经接诊了患者，评估了患者的医疗需求，在有限的时间框架内处理了尽可能多的问题，那么，现在你准备好了结束这次问诊。是时候离开诊室了。

积极地倾听存在难度，同样，优雅地结束倾听常常会更加困难。如果有一个小小的蜂鸣器(或者像《辛普森一家》里伯恩斯的那个陷阱门！)可以向患者发出“时间到了”的信号那该多好啊。然而，我们必须积极主动地结束一次问诊。

明星医生在问诊过程中引领患者，其中包括以积极的姿态结束问诊。结束问诊最好的一个办法是在双方仍然就坐的时候以真诚的语气问：“今天我们没有遗漏什么重要的事情吧？”这样可以有效地避免给人一种匆匆忙忙的感觉——你懂的，我们医生那种为人熟知的“伸手开门”的老套做法。

虽然在你非常急切地想要走出诊室去看下一位患者的同时还要强迫自己坐在椅子上是非常痛苦和困难的，但是你必须保持坐姿，身体前倾，并且真正展示出你对患者告诉你的每一句话都很在意的样子。因为你是明星医生，你把全部的关注都放在了患者身上，患者感觉你似乎与他共同度过了几个小时的时间，并且十有八九不会出现其他需要担忧的问题。至少不会有等不到下次再解决的重大问题。

如果你的患者继续罗列他的健康问题，你可以这样说："今天我们谈到了很多方面的问题——让我们安排一个随访预约来解决其他的问题。"

很多情况下，在讨论完诊断和治疗方案以后，一次就诊就会自然结束。当医生写完处方，安排了检查或者提供了教育资料后，就会陪同患者到结账区域取这些东西，或者将护士带进来以完成其管理任务。不管哪种方式，结束问诊最重要的方式是走出诊室。

记住，你在诊室坐着的时间越长，不管是写医嘱还是完成你的记录，你都会给患者越多的机会提出更多的担忧、问题或胡思乱想。通常这些问题都可由护士或办公室助理轻易解答，并不需要占用医生的时间，如："化验室什么时候开门"或"放射中心在什么位置"。

一种有助于你从诊室脱身的技巧是把你的助手叫进来进行收尾工作——你的助手可以应付任何琐碎的事情，例如"你能改一下我的处方以便于我从邮购药房拿药吗?"你已经培训过你的助手如何处理处方、发放已经同意给的药物样品和解答合理问题。

从时间管理的角度来说，更为不幸的事情是，在你忙着敲击键盘的时候，患者有时间安静地坐在诊室里脑海中浮现出新的健康问题。"既然你在这儿，医生……"对于这类事情，有必要另外安排一次问诊，但是，一旦问题被提了出来，就很难把话题转移开来。

如果患者跟护士或者在结账窗口提起这些问题，你的助手可以安排一次复诊以便讨论进一步的话题。

如果在你正准备走出诊室大门时，患者由于某种原因提到"顺便说一下"，那么你要老老实实地回到你的座位上，哪怕是为了几秒钟的时间。

明星医生窍门：

即便你在今天的问诊中不会采取任何措施，也要保证给患者一种被倾听到的感觉

用以表达你已经听到了患者所说的话的方法包括这些表述："很高兴你提到这件事""我真的想更多地探讨一下这个话题"，然后是"让我们安排一次复诊，以便给予它应有的'专属'时间"。

当然，我们想让患者表达他们的担忧——只是不要在已安排好的就诊时间的末尾！有些事情比那些令人紧张的告别更糟糕："噢，我忘提了，医生……"，结果证明是某种无法忽视的问题，如胸口疼痛或近期的昏厥。或许前10分钟你还在跟患者讨论上次的筛查结果，而患者最开始说没有任何新的健康问题！

为了避免这种"临时提出"的问题，明星医生会尽量在问诊一开始就去处理最重要的健康问题。为了保证重要的问题能够得到处理，其中一个办法是让你的医务助理获取一些初步的信息，包括"当前病史"。她可以将患者的主诉输入你的医疗记录，之后你自己可以对其进行分类，增添数据，编辑细节，或者在某些情况下，删除那些无法在某个特定问诊中得到处理的问题。

要求患者在就诊时带一份书面清单可以帮助他们将关注点放在他们的问题上，并分清这些问题的轻重缓急，同时，有益的做法是让患者一开始就明白你并不能在一次问诊中解决掉他所有的问题。"看来我们今天要涉及很多问题。首先让我们关注那些最重要的问题，然后在下一次就诊时……"这可以显示你对患者所有的问题都很在意，但是并不会在一次问诊中着手处理全部的问题。这给患者的复诊规划设定了预期，搭建了舞台。

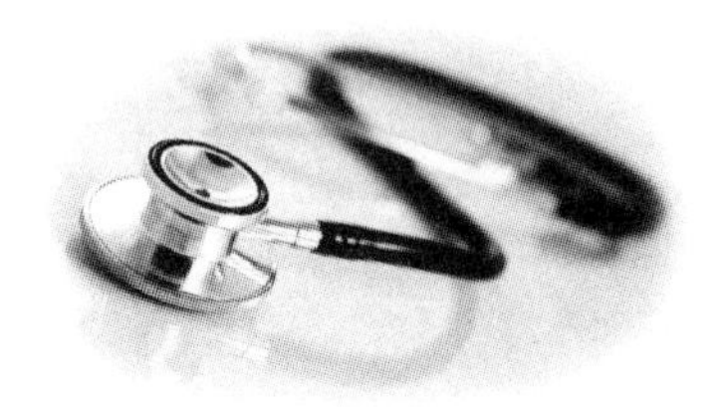

第二十六章

复诊的重要性

经常性的复诊对于慢性疾病管理来说非常关键。我有时会遇到七八十岁的患者每年只想来一次诊所(“我一点问题都没有!”)，但是却在同时服用12种不同的药物！我的解释是，不管是药物还是慢性症状都需要持续性的监控。在一年的时间里，一个人的健康状况可以改变很多，同时，这种要求还可以避免医生在问诊中接到患者的紧急电话。

明星医生窍门：

为了鼓励患者按时复诊，将开药量控制在仅够维持到下一次预约时间

问诊结束时，我会要求在结账处安排好复诊预约，以便患者收到我们打来的提醒电话。如果3个月后患者的糖化血红蛋白检测到期，那么你应该只开3个月的药。在审核完化验结果之后再给患者重新开药。毕竟，化验结果可能会让我们更改处方！

对于需要在固定时间进行常规化验的患者（比如，糖尿病患者需要每三个月检测一次糖化血红蛋白），我尽量在患者结账时就为其预约好下一次的血液化验。但是，只有患者还在诊所时我才这么做，并且从来不会通过电话安排。我经常接到患者的电话，请求在“问诊之前”安排化验。通过电话安排化验不仅会让医生的时间无法获得报酬，同时，在患者（或患者的病历）不在眼前的情况下，还在很大程度上有可能会安排错误的化验。

经常性的复诊还让患者有时间深入考虑治疗决策或生活方式的转变。虽然你的患者可能在你告诫了 100 次后仍不准备戒烟，但是，很有可能在他第 101 次到访时自豪地宣布他已经摆脱了这个习惯——“因为你告诉我要戒烟，医生！”这些珍贵的时刻正是激励明星医生坚持行医的动因。

对于那些复诊时完全没有遵循医嘱的患者要宽容和理解。我曾经会感到失望（“既然他们不打算按我说的去做，为什么还要回来呢？”），但是现在，我关注的事实是他们既然能来就诊，就意味着他们仍然处于“准备前”阶段，但愿下次就诊时他们能够在改善健康方面取得进步。

患者自己没有遵循治疗计划时，通常会感到内疚。每一天都有患者对我说，“我知道你要生我的气了，但是……”因此，同情和理解可以限制负罪感在复诊中所造成的障碍。

如果患者似乎还没有准备好在健康方面做出改变，你随时可以提供“什么也不做”或“仔细考虑”这两个选择——“你为什么不考虑一下/和……商量一下呢？然后我们可以在下次复诊时再深入讨论这个话题。”这样可以防止患者仅仅是在就诊时赞同你的意见，事后却什么也不做。我们不希望患者为了让我们感觉好一点而对我们说谎。

在安排复诊预约时，要尽可能地留有时间上的余地。例如，可以建议在 2 ~4 周后复诊。这可以允许患者根据自身的方便程度进行选择，因为影响复诊的因素包括金钱、下班时间、恐惧/焦虑和患者的日程安排。

永远不要担心早一点对患者进行复诊，尤其是当你担忧某个特定问题时。对我来说，安排咳嗽或伤势比较严重的患者每天都来复诊也并不稀奇。为生活压力严重的患者每周安排一次复诊是非常合适的。在我的经验中，大部分患者在了解到医生对他们较为忧虑的时候，是非常愿意接受复诊安排的。

明星医生窍门：

始终让患者带着书面信息回家

书面小结

现在为止，我们知道了患者在一次典型的问诊中对他们所听到的信息连一半都记不住。但是，在打发患者回家时至少让他们带一些书面的信息回家却能起到关键性的作用。

理想情况下，以患者易于理解的语言写一份小结可以帮助患者理解和记住他们的医疗计划。医疗小结应该包括当前的药物清单和将来的计划。我还喜欢将问题清单、给患者的医嘱、复诊日期以及我安排的检查等也包括进去。我鼓励患者将这份小结带到其他医生的预约中去，以便信息共享。

如果你不能使用电子病历系统打印出一份有意义的小结，你也可以让患者带一份上次问诊时的打印件，哪怕是在处方签或白纸上随手写下的几条注意事项。任何书面的东西都比什么都没有好。

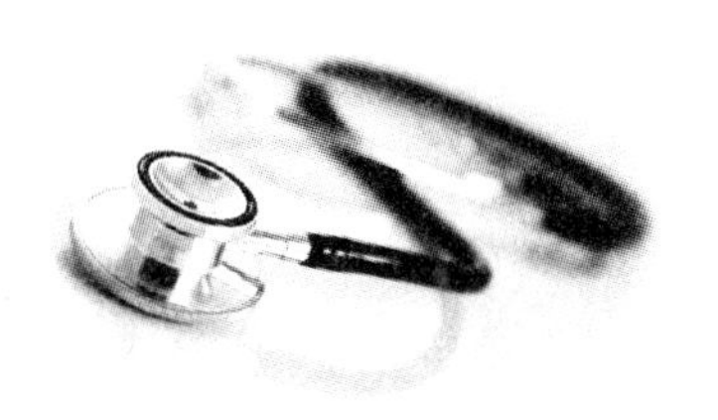

第二十七章

优化办公流程和最大化医患面对面时间

明星医生法则9：

尽量增加医患面对面时间

尽管我们都对医务管理中的琐事心生抱怨，但是大部分医生都赞成，行医实践中的最佳时间是花在患者身上的时间。既然为患者服务是我们喜欢做的事情（并且是我们擅长做的！），那么明星医生就应该建立一种最大程度上增加与患者交流，减少与为患者服务无直接关联的事情的行医方式。

实现高效办公的一个办法是使用一种以简约主义工作流程为中心的“精益”系统。精益系统借鉴制造业规程，像丰田生产体系，并且涉及一种称为“价值流程图”的概念。[53]

这个时髦的术语实际上是一种通过制定工作流程图借以明确并去除程序中

不必要的步骤的做法,[54]而且我们的工作中肯定存在不必要的步骤。对照一下:一项全科医生管理流程的分析报告确定了191项标准的诊所任务,其中包括12项"主要任务"和179项"子任务"。[55]在这191项任务中,肯定存在精简的空间!

如果你跟大多数医生一样,现在你已经能够在你的办公流程中辨识出六七个不必要的或"耗费时间"的环节。真正的挑战是找到在哪里能够加以改变。例如,为了让诊室靠得更近一些而将现有的墙壁拆除可能就不是一个行得通的做法。或者你可能不得不使用一种登录程序烦琐、每次问诊时查找患者信息都会浪费宝贵时间的电子系统。

当然,变革行医实践中的任何要素都需要你的医疗团队非常认同。受雇于别家机构的医生很少能获得进行变革的授权,因此,这些医生对程序变革所做出的建议可能会由于繁文缛节和官僚作风而被搁置。但是通过工作流程分析,你能够辨认出那些只需要简单方法就能解决的任务。

最大程度上增加医患面对面时间的明星医生措施

诊室

那么,让我们关注一些能在最大程度上增加医患面对面时间的简单方法。首先,一位繁忙的全科医生最好并且至少有4个诊室。当你离开一个诊室时,你应该无须等待你的助理输入数据、进行生命体征检查等事项而直接走进另一个诊室。对诊室进行调整以节省工作时间——诊室应该聚集在一起,靠近接待区域。[56]

每一个诊室中都应该备齐标准的医疗用品,以及常用的健康教育材料。医生应该无须离开诊室就能找到他/她需要的东西。应用标签有助于明确医疗用品的位置。并且每个诊室的布局都应该尽可能相同。

良好的沟通,尤其是非语言提示,在维持由多名临床员工所组成的团队的工作流程方面起到了关键性的作用。每个诊室都应该张贴醒目的标志，以明确医生和医务人员在特定时间的去向。每个标志确定某个特定诊室中的一位人员——我们有“患者”“护士”和“医生”的标志。我们还有“医嘱”标志，用以确定等待护士注射、抽血等流程的患者。当所有的诊室都被占用时，我们还使用一种特殊的标记来确定可备医生使用的“下一个”诊室。这些做法都在最大程度上减少了语言交流的需要。

在护士区可放置一个“白板”，以指示护士下一步的去向。我会在白板上简略记下“B12 #2”或“化验室#3”这样的记录，这样我就可以无须等待护士的出现而直接进入下一个诊室。

我也喜欢将那些需要文书秘书协助的任务，如“因头疼加重，转诊神经内科医生 Smith”或“给某药物样品”，记在记账单的底部。同时，我还将复诊的时间范围注明，以便于在结账区安排预约。

电话管理

电话是对工作流程的主要干扰之一。将电话减少到最低程度对明星医生来说非常关键。你不想将本该用来看患者的时间花在讲电话上，也不想让你的护士无休止地在电话上回答患者的临床问题。相反，在诊治时就应该对患者进行这方面的充分指导，并且要求他们在出现担忧、问题或者症状变化时主动前来复诊。到撰写本书的时间为止，医生用在电话上的时间仍然是无法获得报酬的，因此，除了那些可以快速进行解答的问题之外，患者如果有任何忧虑，都应当到诊所里来看医生。

明星医生会让他的员工处理大部分的来电。每个医生都应该建立一套辨别分类患者的规程，并且尽量降低安排预约的门槛。

员工绝不应该因为一个电话而去打扰在诊室中忙碌的医生，除非是从别的医生或诊所打来的电话。对于这一类来电，我的员工要把我叫出诊室接听——否则，接下来通过电话寻找对方会耽误更多时间。

限制电话的接听并不是因为我们要做一个"贪婪"的医生，而是因为我们要保证良好的行医水准。高质量的医学标准要求我们在为患者服务时提供身体检查（即便只是通过观察）和充分的医疗记录。这两项工作都会因为接听电话而受到限制。除非科技的发展能够创造出理想的带有视频会议功能的远程医疗系统（就临床成功和患者满意度而言，近期关于这种医疗模式的研究并没有取得令人振奋的结果），提供医学建议和治疗时仍然必须采用面对面问诊的方式。

遵守医疗标准对于保持你的行医执照来说至关重要——因为，关系到你的生计。当一些患者问我为什么不能"打个电话"给药店开处方时，我会毫不犹豫地提醒他们，不仅他们的健康，还有我的行医执照都会因此受到牵连。

"值班"电话

如上所述，为医学诊疗提供电话咨询是不恰当的做法。设置值班医生"电话"使我们有机会教育患者，让他们明白下班后给医生来电只会得到如下两种回复之一：1. 去急诊室。2. 周一打电话到诊所。

不，我不会为你的吗啡类止痛药补处方的。不，我不会因为你的感冒打电话开抗生素的。如果你已经担忧到必须给医生打电话的程度，你就应该找医生对你进行检查。

对于医疗团队中的每一个人来说，在处理下班后的来电时保持行动一致至关重要，因为，如果屈服于补充续药等要求的话，只会在将来招致更多的这类电话。因此，要建立一种团队性的政策并且坚持下去！

处理补充续药

在一个典型的诊所里，患者打电话要求补充续药会占用医生大量的不能得到报酬的工作时间。因此，开够足量的、能够维持到下一次复诊预约时间的药物是很有帮助的。如果患者的药物提前用完，安排一次复诊，并且开药量只要能够维持到这次复诊即可。这样做可以打消患者反复打电话要求在诊所之外补充续药的想法。

我并不主张在患者来诊所就诊前拒绝给他们开基本的药物。除了管制药品之外，在患者问诊之前顺便开一些短期用量的常规药物并不是不合理的要求。比如，你不会因为一位妇女的巴氏涂片过期了几个月而让她没有避孕药可吃，或者因为一个糖尿病患者的糖化血红蛋白检测结果没有出来而让他面临胰岛素短缺的问题。

但是，对补充续药进行控制是确保患者在合适的时间间隔内按时复诊的一种切实可行的办法。正如 Carlos Portu 医生所说的那样，“如果糖化血红蛋白检测在 3 个月后到期，我会希望患者在那个时间范围内来复诊。”

作为一名医生，保证足够的复诊率是我们的责任。在未就诊的情况下持续地给予补充续药是危险的做法，并且有可能造成责任事故。

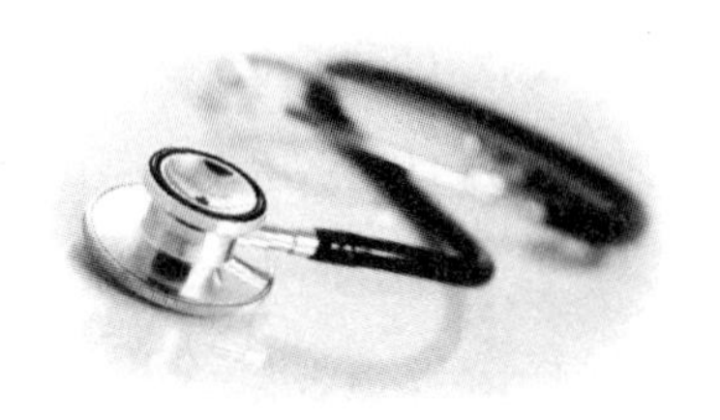

第二十八章

如何开具管制药物处方

说到补充续药，尽管我对管制药物在非就诊期间不得补充续药有相当明确的原则要求，但是我最常接到的电话之一还是要求对这些药物进行补充续药。因此，建立一套开具管制药物处方的诊所政策并严格遵守是非常重要的。我将这样的信息写进了欢迎新患者的表格。

对大多数医生来说，开具管制药物的处方是非常具有挑战性的。某些医生由于被那些“不断寻求”管制药物的患者搞得焦头烂额，或者畏于法律风险，已经完全拒绝开具任何管制药物的处方。

但是，那些脚踝骨折、必须等着看骨科医生的患者，或者那些等着使用少量吗啡缓解症状的晚期慢阻肺患者怎么办呢？审慎地开具管制药物的处方是我们的责任之一。因此，我们需要制定自己的政策和标准，来帮助我们在现实需求和法律风险之间进行平衡。

使用“药物 SCOPE——安全、正当地开具阿片类药物处方教育”项目[57]等资源是非常有帮助的。这个网站包含了疼痛管理协议的样本、用以评估阿片类药物滥用的工具以及患者安全信息。

所有长期接受管制药物的患者都应该收到具体药物的知情同意书，签订并遵守管制药物协议，并且通过随机药物清点、尿检和州数据库审查而受到监控。

药检是非常重要的工具——它不仅能证明是否有不恰当的药物使用情况，而且还有助于确定患者是否实际上按处方服药。例如，如果一个声称经常服用管制药物的患者的尿检结果呈阴性，那么这种尿检结果就是患者偏离服用该药物的危险信号。

出现任何不恰当地使用管制药物的情况时都应当停止开具管制药物的处方。一旦患者公然滥用你对他的信任，就应当解除服务关系。

美国(管制)药物监控署(**DEA**)

管制药品类目[58]

你可能已经对管制药物的操作了如指掌，但是，新毕业的医学生或新医生可能还对什么时候可以通过传真开具麻醉药处方、哪些麻醉药物可以补充续药等问题存在疑问。这里，我们列举了美国(管制)药物监控署(DEA)对开具管制药物处方的基本规定。

根据医学适应证和被滥用的可能性，管制药物被划分为5个种类。

Ⅰ类是最危险的，开具这些药物通常是非法的，或者无法用普通处方开具这些药物。除非你生活在大麻合法化的州，否则就不要考虑Ⅰ类目录的药物了。

Ⅱ类药物有很高的被滥用的可能性，可以造成严重的心理或生理依赖。Ⅱ类药物包括注意力缺陷障碍(ADHD)的药物，如甲苯丙胺，以及止疼药物，如吗啡、美沙酮、氢吗啡酮(盐酸二氢吗啡酮)、氢考酮(奥施康定)以及芬太尼(多瑞吉)。最近，氢考酮从Ⅲ类药物调整为Ⅱ类药物。

Ⅱ类药物不可以根据原处方补充续药，而且绝对不可能通过电话向药房下处方。但是如果需要，医生可以对某类管制药物开具总量为90天服用量的多张处方。但是每个处方签上，必须书面说明药店配药的最早日期(“配药日期”)。

Ⅱ类药物的处方可以提前传真到药店，但是必须在配发管制药品之前向药剂师出具处方原件(或“打印稿”)。例外的是，长期护理机构和临终安养院中的患者可不出具“打印件”处方。

Ⅲ类药物产生生理和心理依赖的可能性较小。常用的Ⅲ类药物包括可待因和睾固酮。这些药物可以通过传真但是不能通过电话向药店下处方。这些药物可以在6个月内最多补充续药5次。

人们通常认为Ⅳ类药物被滥用和产生依赖性的可能性较小(尽管很多医生对这种观点颇有争议)，比如安眠药(安必恩)和苯二氮卓类药物如阿普唑仑(安诺)。曲马多最近从Ⅴ类药调整为Ⅳ药。这些药物可以通过传真或电话开具处方，并且在6个月内可最多补充续药5次。

Ⅴ类药物被滥用的可能性较小，这类药物中的一些制剂包含少量的麻醉剂，比如止咳糖浆或止泻药，以及止痛药普瑞巴林。这些药物可以通过电话或传真开具处方，并且在6个月内最多可补充续药5次。

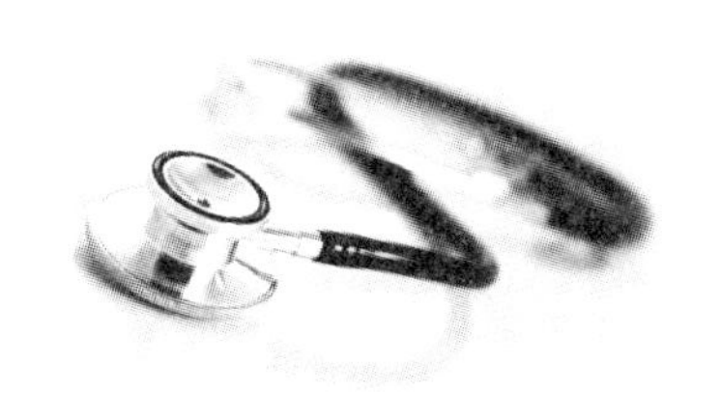

第二十九章

处理化验结果——“没有消息并不是好消息!”

诊所经常接到询问化验结果的电话。在我看来，处理化验结果最好的策略是与患者面对面地对化验结果进行详细地评述。这种策略不仅对患者，而且对医生都是理想的做法，理由如下：

(1)到诊所就诊可以保证医生收到全部的检查结果。我们经常会忧心忡忡地发现，化验结果还没有被医生看到就已经归档，试验样本被实验室弄丢或者这些结果干脆在虚拟空间中消失掉了(我称之为“迷失在电脑中”)。在美国，丢失化验和放射报告是造成医疗事故诉讼的主要原因之一。唯一能够保证患者收到全部化验结果的方式是医生亲自跟患者一起审核化验结果。不管你安装了多少备忘录文件、电脑收件箱任务或其他的备忘录系统，最终，某些东西还是会丢失或弄错地方。这个时候，你只能束手无策地祈祷丢失的不是什么重要的东西。

(2)到诊所就诊可以让你有时间详细地向患者解释化验结果。可以让患者查看化验结果的患者门户网站现在变得愈加普遍。政府甚至已经不再强制要求由实验室或诊所向患者提供化验结果。我完全赞同患者应该获取他们的化验结果的观点。但是，这些结果应该由安排化验的医生进行审核。化验报告中不可避免地会出现一些轻微的异常——比如红细胞平均体积（MCV）或尿素氮（BUN）升高，会使患者产生忧虑从而想向医生打电话咨询。到诊所就诊可以消除任何关于这些结果的忧虑。

（3）回答有关化验结果的问题。“BUN 是什么意思？我的 LDL 应该是多高？”关于化验结果，几乎总是会有问题被提出来。到诊所就诊为解决这些问题或忧虑提供了完美的机会。

（4）第一时间对需要进一步化验的临床问题进行跟进！例如：一位 24 岁的女士因为感到“疲劳”来到你的诊所。在询问患者病史并做完身体检查之后，你还没有找出患者疲劳的原因，因此你安排了实验室检测——CBC、CMP、TSH——所有结果都正常。之后患者打电话询问化验结果。“一切都很好”并不能解释为什么患者会感到疲劳。因此，复诊不仅为审查化验结果提供了时间，也为进一步给潜在疾病做鉴别性诊断提供了机会。一般情况下，当生理上的问题被排除以后，患者可能就会思考导致其疲劳的其他原因，而且可能会向你倾诉其他的信息，比如心理上的压力。

（5）对异常结果采取行动。此处不再赘述。

跟踪检查结果

跟踪测试结果是非常具有挑战性的，会消耗医生大量的时间。忘记或未能对测试结果进行跟进是导致医疗诉讼的主要原因。一项研究显示，有 7% 的异常化验结果没有被采取进一步的行动，而电子病历系统的应用进一步恶化了这种情况。[59]

Roberta Chung 医生在患者复诊之前，会将所有的化验结果存放在一个文件夹中。她说：“这简直就是后勤管理的噩梦”，其他医生使用电脑工具——Jennifer Keehbauch 医生拥有一个患者门户网站，这样她的患者就可以登录进去查看他们的化验结果。然而，她说：“我总会就异常结果和诊断性测试与患者进行互动交流。”对于在未来某一时间到期的测试，如 6 个月一次的乳房筛检或重复性的巴氏涂片，Ariel Cole 医生说：“我会给自己写一封延期发送的电子邮件，以保证我能在恰当的时间段进行随访。”

医学文献表明，使用电子病历系统的各种技术手段，如备忘文档等，可以让患者无须拜访安排化验的医生就能够获得他们的化验结果。但是，每种手段都存在着自身的风险——备忘文档需要持续性的监控，并且容易出现人为的错误；电子病历系统通常缺少接口开放的能力，并且编程也不够合理；而且让患者审查自己的化验结果存在很多风险，因为他们没有能力恰当地解读这些信息，或者无法意识到复诊的必要性。

美国《家庭医疗杂志》的一项研究表明，单个的录入系统无法胜任对化验结果进行追踪的重任。该研究推荐了一种双重方法，既使用工作日志，又使用化验通知单。该研究对这种系统所做的成本分析显示，每个患者所安排的每套检测所花费的成本是5.19美元！该研究的结论是“我们没能确定哪种方法对跟进异常化验结果具有更明显的效果。我们的猜测是，这种系统要配备明信片，然后发给那些未遵从医生建议进行复诊的患者，以进行提醒和备忘。”[60]真的吗？不是在逗我？

那么，一名繁忙的明星医生需要做什么呢？

对于某些情况，备忘录系统是易于管理的。巴氏涂片或者皮肤活检并没有烦琐到无法进行追踪的地步。我也使用这种系统来跟踪一些需要在特定时间段内重复进行的乳房X线检查或其他影像检查。但是另一方面，化验结果通常会非常烦琐和复杂。即便医生认为她已经看过并且审核过化验结果，但是如果在已安排的实验室检查中有项目被遗漏掉了，该怎么办呢？遗漏一项结果太容易了，而由此产生的问题却太多了。

对我来说，这很容易解决——患者必须到诊所复诊才能讨论化验结果。并不是所有患者都喜欢这样或是理解这么做的缘由。解释复诊的重要性是我们的职责——患者要到诊所与安排化验的医生一起详细审查化验结果。

“绝对不会通过电话讨论化验结果”，Emily Nabors医生说：“我会要求患者到诊所来取他们的化验结果。”Roberta Chung医生也表示赞同，“这才是好的医疗行为。”

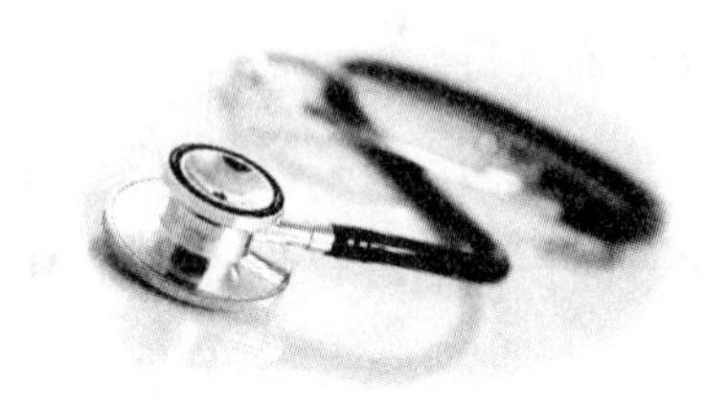

第三十章

预先授权和表格准备

得不到医保报销的管理工作是临床实践中最令人懊恼的事情之一。医生无时无刻不在承受着各种问题的侵袭：补充续药的请求、保险公司的服务协调函，以及其中一个最耗时间的任务——预先授权。

预先授权(Prior Authorizations, PA)(译者注：美国保险公司会对一些昂贵的检查通过事先申请批准进行控制。)是家庭医生面临的最主要的工作负担。《美国家庭医学学报》发现，每个医生一年耗费在预先授权上的成本是2 161美元至3 430美元。[61]2006年，医生每周花费在医保获得授权上的时间是1.1个小时，护理人员为13.1个小时，文书人员为5.6个小时。[62]

如果你还没有听说过的话，预先授权是一种用来证明医生为什么认为患者需要服用某种药物的方式。以前，医生在特殊情况下才需要预先授权——开特别昂贵的药物时，或是在药物说明书规定范围以外使用时。随着保险公司为了节约成本在行医实践上要求日益苛刻，预先授权几乎成了“新常态”。

有时，预先授权是绝对合理的要求——作为开药医生，由于某种特定症状你已经决定给患者使用非首选药物。此情形下，用药请求的合理性很容易得到证明，通常你只需要提供一份解释性的文档，就能获得核准。虽然很烦人，但是还没有到世界末日。但是如果你开具的每一种其他药物，包括普通的便宜的药物，都要预先授权请求时，问题就来了。

主要挑战：

问题：对于之前医生使用的药物需要预先授权。一位新患者带着长长的药物清单来到你的诊所，要求补充续药。几年来他服用这些药物效果都不错。你给了处方。当天晚些时候，药店就通知你保险公司拒绝报销这些药物，要求你解释“为什么”患者有这些特定的需求。

现在，确定患者之前使用了什么药物，为什么某些药物不适用等责任落到了现任医生的头上。

解决办法：将患者召回。“很抱歉这么快就把你叫回诊所，但是我需要从你那里获得更多的信息，这样我才能让保险公司核准你的药物。”只有你的患者才最适合解释他的用药史。因此，在患者的协助下填写核准表格是获得医保报销或者找出保险公司推荐使用的其他药物的最好方式。

问题：有些药物被列入“比尔斯”(BEERS)清单以避免给老年人使用。[65]这成了近几年来的一个大问题。有些保险公司拒绝为任何一种比尔斯清单上的药物报销，而涉及的药物却相当广泛——即便是有些药物价格非常便宜。

想象一下，每个65岁以上的患者每年开一次安必恩、安诺、环苯扎林或美克洛嗪。

保险公司获得了一种为患者的最佳利益着想的形象，并且通过将大量的此类处方纳入“比尔斯”清单节省了巨额资金。

我发现，预先授权在这种情况下是没有用的。虽然我并不鼓励患者使用“比尔斯”清单上的大部分药物，但是对于改善某些患者的生活质量来说，这些药物可能是最好的选择。在这种情况下，我建议患者自掏腰包，尤其是很多这类药物在享受药店的“大卖场”折扣后已变得非常便宜。

解决方案：将患者叫回讨论一下这些选择，包括“自掏腰包”的办法。

填写表格

根据《家庭医学年报》的统计，与患者相关但并没有实际出现在诊所中的工作约相当于医生平均一天工作的五分之一（23%）。[64]当然，花费在这些工作上的时间是没有报酬的。

这些工作大多涉及表格的填写。全科医生每天收到的表格的数量是惊人的，并且这些表格很少是只有一页长的。

普通表格

- 药物、透视检查的预先授权
- 残疾人泊车证明
- 工作/上学请假证明或恢复工作岗位证明
- 陪审团义务病假条
- 家庭医疗休假法案（FMLA）
- 疗养院健康证明
- 家庭保健健康证明
- 理疗“护理计划”表格
- 残疾保险或残疾保障
- 人寿保险表格
- 移民表格
- 员工赔偿
- 夏令营表格
- 参加运动队表格
- 运输部（DOT）健康证明
- 员工就业体检表

- 转诊表
- 患者协助计划手续

处理这些堆积如山的文件，最好的策略是安排一次问诊来填写这些表格。这种技巧可以使得医生花费的时间获得报酬。并且还确保了文件填写的准确性。

弗农山全科医生 Charles W. Neal 就使用了这种策略。“在填写任何表格时，患者都必须到场。我会亲自填写所有表格，但如果患者没有跟我一起出现在诊室里，我极少会去填写表格。我发现，大多数情况下患者都能帮助我回答很多问题，他们也很感激能够参与到这一过程中来，并且能更好地理解我在处理这些文件时的沮丧感。”

另一个选择是将有关表格的工作委派给护士或文秘人员。这可能对于那些只要求填写少量信息的文件比较有效，如服务日期，但是当需要医学意见时，表格的填写就会变得更加困难。通常，我会让我的工作人员填写尽可能多的信息，然后再把患者叫过来，完成医学相关信息的填写。尽管有些诊所按照填写的件数对患者进行收费[65]，但是我发现这种方式并不能受到患者的普遍欢迎，而且医疗保险也肯定不会给予报销。最好的解决方案：把他们叫过来。

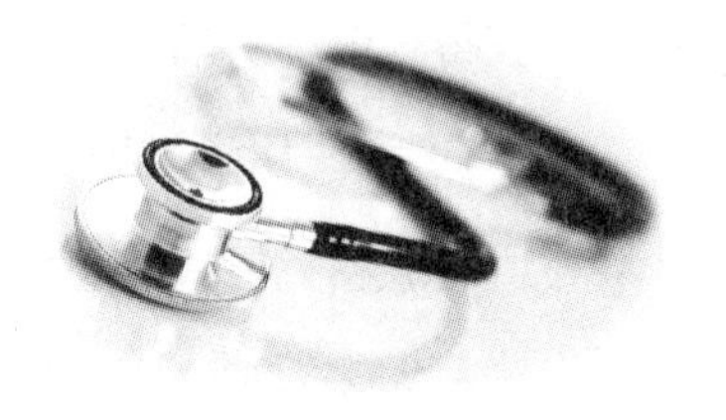

第三十一章

医学中的临床挑战——明星医生解决方案

我们已经谈到了如何使用明星解决方案来应对医学中很多管理方面的挑战，接下来，让我们继续谈谈临床方面的问题。除管理方面的问题以外，应付各种临床难题所带来的日常负担也是医生们要经历的最懊恼的事情之一。每天应付从情绪上有问题的患者，到纷繁复杂的医疗系统，有时候，就像我的医务助理 Peter Lindland 说过的那样，我们像是被各种日常工作中的小问题击垮一样。

对医生来说，最常见的日常挑战之一是应对那些不遵医嘱的患者。

“非依从”患者

“非依从”这一说法，因含有煽动性含义，已经不再流行。虽然非依从是一个很好的用以描述那些不遵从医生建议的患者的词语，但是它并不能充分地概括出现这种状况的诸多原因。这一说法还假定你作为一个医生对患者提出的要求是正确的，虽然有可能你提的要求不一定都正确。

患者被说成“非依从”的原因有很多。有时候他们想要做“正确”的事情，但是却由于财务或资源等方面的原因而不能去做，又或许他们并不真正理解你想让他们做的事情是什么，并害怕由此带来的后果。因此，他们不去遵从你的建议。还有可能是治疗关系中还没有建立起一种足够的信任度，仅仅因为好斗而选择不去遵从你的建议的患者并不普遍。如果真的是这样，他们为什么还会继续找你看病呢？

当你发现自己将患者贴上“非依从”的标签时，批判性地问问自己为什么会出现这种情况，你在制造和解决这个问题当中负有什么责任？

当患者不采纳你的建议时

如果患者在首次问诊时不采纳你的建议，不要沮丧。一般情况下，医生需要扮演类似销售员的角色，并且对某一特定的治疗方案提供证据性的案例。你可以给患者一些时间来处理这些信息——并且最终要由他自己来决定。

“患者必须相信你提出的治疗方案”，Jennifer Keehbauch 医生说：“你必须说服他们为什么需要服用这种药物。老年人遵从你的建议有时候仅仅是因为你要求他们这样做，而年轻一代的人是‘没有证据就不信’的——他们想要看到治疗方案是否有可信的证据。”

当患者婉拒你的建议时，要用更加温和的方式来提出建议——“缓解这一问题的措施有很多，只是让你了解下……如果你想尝试某个方案，请告诉我。”这样就可以为将来可能发生的干预奠定基础。

我还喜欢说：“给你提供选择并且解释其中的风险和效益是我的职责，而如何进展则取决于你的决定。”只要在下一次问诊之前患者还允许我对某个特定的医学话题向他们游说，我就满足了。

如果此时你的患者还不愿意遵从你的建议，要避免表现出愤怒或沮丧的表情。有时候，经历过无数次的预约之后，你的患者会突然赞同你的建议。“我最终决定做一个结肠镜检查，医生。”其中的缘由可能是一位朋友诊断出了结肠癌，或者仅仅是因为患者最终准备好了遵从你的建议。

实际上，*Permanente* 杂志的一项研究表明，患者喜欢医生“温和地敦促他们同意进行某些重要的检查、服用某些药物或者进行某些手术，尽管患者(起初)持有保留意见。[66]”

要接受这样一个事实：患者来看病并不总是为了寻求你的建议、提议或治疗方案等等，而是想要谈谈、表达和说出他们心里的想法或者是为了能够证实自身想法的正确性。医生有时候仅仅是倾听，然后说“我能帮你什么忙吗?”就足够了。

并且，当你的患者不采纳你的建议时，按照 Roberta Chung 医生的建议去做：“记下来，记下来，记下来。”

遵从“黄金(或白金)法则”

很明显，黄金法则“己所不欲，勿施于人”之所以成为一个众所周知且备受尊崇的古训，是有其深刻的道理的。在医学问题上，如果你正在做的事情是你也愿意对自己做的事情，你怎么可能会出错呢?

但是，如果你与你的患者在你所要做的事情上看法不一致怎么办呢?

Paul Marsolek 遵循一种所谓的“白金法则”：“以其所欲之方式，施之于人。”换言之，找出患者自身想要接受的事情，然后将其作为你的指导力量。Marsolek 说:“当我妻子生病时，她想要受到娇宠，要有人不时查看、奉上汤羹，还要有人怜悯地称呼她‘可怜的宝贝’。而当我生病时，我只想一个人不被打扰！如果我对她做我所希望的事，她肯定不会开心；反之亦然。”

提前找出患者的喜好并征求患者的同意，是建立医疗行动计划的最好方式。你可能会对此备感吃惊，但是这可以让你避免遇到这样的困惑：患者没有遵从依据你自身的喜好制定出来的“最佳”治疗方案。

将费用问题牢记于心

患者不遵从治疗建议有时候是因为他们担心费用问题。三分之一的美国人难以支付药品费用[67]，18%的慢性疾病患者因为费用问题而不能充分服用药物。[68]

不幸的是，很多患者不愿意告诉医生他们担忧费用问题。一项针对老年慢性疾病患者的调查显示，三分之二的患者不会告诉医生他们支付不起某种药物的费用，而是通过减少剂量来省钱。[69]这些患者中的绝大多数声称，他们没有讨论费用的原因是因为医生并没有问到他们对药物的支付能力，并且他们认为不管怎样医生也帮不了他们。当想到有这么多有效的、可以节约医疗费用的方式存在时，是多么悲哀！

下面是一些有效的方式：

(1)问一问你的患者他们是否在支付药物费用方面有困难。

(2)尽可能使用仿制药或费用更低的药物。如果有必要使用品牌药物，在药物网站上找找有没有共付卡(只针对购买了商业保险的患者——这些卡对联邦医保或医疗补助计划无效)，并且考虑向患者提供药品样本。由于很多药物都是统一价格，因此，将药片分半服用可以减少一半的成本。考虑通过申请药物援助方案来帮助你的患者，通常这些方案可以从药品生产商的网站上获得。一般来说，我会把网上的表格打印出来，让患者填好送回给我，并且附上患者的财务信息。然后我会将表格和处方以传真的方式发送到制药企业。

(3)查看价格。我使用 www.goodrx.com 网站来查看药物的价格，尤其是在我估计某个产品不在保险范围内，或者患者没有保险，或者是个人应付额较高时。通常，药品的价格在一段时间后发生的变化是惊人的(奇怪的是，我发现几种仿制药价格出现了上涨的情况)，并且不同药店的价格各不相同。有时，药品的价格可以受到一些轻微因素的影响，比如说剂量。比如，仿制的非诺贝特145mg 剂量的价格是160mg 剂量的两倍。真奇怪。

(4)使用“大卖场”药店的药品。通常来说，仓储式药店如好市多(Costco)和山姆(Sam's Club)会员店的报价最低。并且，有些州的法律规定，在这些药店消费时并不需要会员资格。在大型商店如沃尔玛(Wal-Mart)、塔吉特(Target)和一些百货店中也可以发现低价的药品。以我的经验，尽管有些时候独立药店，如沃尔格林(Walgreen)和CVS，24小时营业的便利可能值得患者支付额外的费用，但是它们的价格一般较高。

(5)在患者使用邮购药店时，开具90天用量的处方。这样患者通常可以获得折扣。

考虑辅助检查的费用

医疗服务中另一个花费较多的方面是辅助性检查。在医学院和住院实习期间，我们很少关注我们所安排的检查的费用。我们的注意力集中在如何诊断疾病，而不是价格因素。一旦我们离开了学术性的医学，走进现实世界，价格就成为了主要的因素。实验室和放射检查的费用会给患者带来显著的财务压力，因此，这可能会变成患者遵从医生建议的一个障碍。

中佛罗里达大学和佛罗里达州立大学教职员工Meuser医生说："不考虑优先度就去安排检查是初学者身上存在的最大的缺陷。因此，精心设计的鉴别诊断非常关键——问一问自己，通过寻求这些数据我要回答什么样的问题，是通过病史、身体检查还是通过实验检查来找到这些数据。"

要确保你安排的检查具有适当的诊断代码，以防保险公司拒绝报销。虽然患者经常有这方面的请求，但是并不存在"日常化验"这样的事情。除非有明确规定，如筛查性血脂检测，大部分化验在没有诊断适应证的情况下是不能获得保险报销的。

当然，实验室检查适用于追踪很多疾病，并且某些症状也可为实验室检查提供正当的理由。例如，如果出现"疲劳"的症状，一般情况下你就可以获得全套的检测——CBC、CMP、TSFI、B12。当心那些价格高昂的检测，如维生素D水平检测——除非有相应的保险代码，否则它们是不在保险范围内的。"肌痛及肌炎"，一种常见的疾病，保险是接受为其所进行的检查的，同时，某些其他的疾病也是如此。可以从当地的《医保覆盖范围确定办法》来查看最新的规范。

跟药品一样，设备不同，实验价格可能大相径庭。我在周围区域做了一点调查，发现一家提供室内检查的实验室，其价格只有当地大实验室的一部分，并且提供透明的价格单以便于患者提前了解他们在财务上应该负担多少。

很多影像中心也为支付现金或自费患者提供相当可观的折扣。比如，如果当场支付，一个账单价格为一千多美元的 MRI 检查可能只需要几百美元。给当地的检查机构打几个电话你就可以大体上了解你安排的检查要花费患者多少钱。另外，关注一些特殊定价，如 10 月的乳腺癌宣传月会提供乳房 X 线检查折扣。

即便是患者有所要求，也要避免安排不必要的检查。经常会有患者请求我安排"全身扫描"或"全套化验"。同样，我们有责任向患者解释为什么某些检查在医学上是不必要的，并且实际上会以假阳性的形式造成额外的伤害。近期媒体曝光前列腺特异抗原(PSA)检查事件之后，我发现患者开始理解假阳性检查的概念和风险，这让对患者进行教育变得更加容易。

让依从医生的建议更为方便

提升患者对医疗计划依从率的最佳方式之一是提供尽可能多的"一站式购物体验"。对大多数患者来说，他们非常欢迎你的诊所提供抽血服务，并且能保证患者做完你所安排的化验。如果需要安排其他化验，尽可能在当天的就诊中完成。

明星医生窍门：

不要安排患者不必要的禁食——即便是血脂检查可能都不再要求患者禁食，除非患者的甘油三酰超高。你的患者会因此喜爱你

如果化验不能当场进行，要向患者提供当地影像中心和实验室的方位指示或地图，包括其营业时间和电话号码。在化验单上写上必要的说明，比如“午夜后不要进食”或“做 B 超前必须憋尿”。

对于转诊，同样如此：协助你的患者安排与专科医生的预约——提供专科门诊的信息：地址、电话和方位。

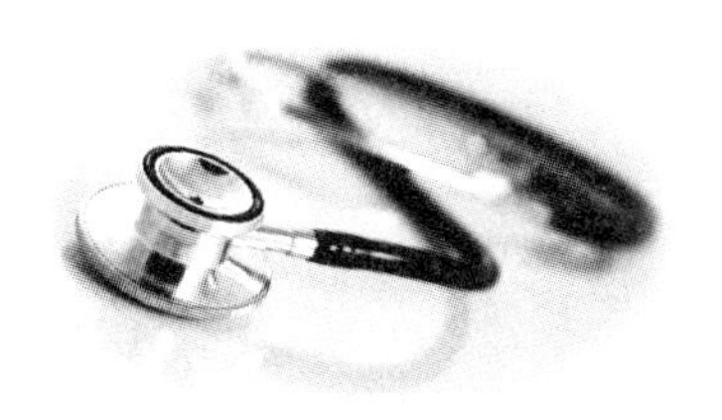

第三十二章

如何对付刺儿头患者

虽然帮助普通患者遵从医疗建议已经令人感到非常疲劳，但是处理那些特别棘手的患者会令人感觉更加困难。我发现在医疗工作中，有些日子是带有主题的。某一天可能是“糖尿病日”或“流感日”。偶尔，我可能会迎来“刺儿头患者日”。你了解这种日子——当你看到日程表的时候，或许还会不由自主地发出一声叹息。

平日里，我们大部分人会碰到一两个刺儿头患者。有的患者在性格方面的问题会严重影响你一天的工作，如果一整天接二连三地出现刺儿头患者的话，会使你的压力陡然上升，并且严重消耗你的行医热情。

在医生眼里，成年人的家庭医生服务中大约有15%的患者被认为是“尤其难对付”的。[70]刺儿头患者往往有更高比率的精神问题或有易怒型的人格特质。他们更有可能报告多种没有明确医学解释的身体症状。他们有更高的医疗保健使用率，并且对他们的医疗保健服务不满意的频率更高。[71]还用解释为什么这些患者会引发医生的压力感吗？

有些医生会感受到这类患者所带来的更多的压力——那些工作在大型医疗团队、工作时间长、对行医管理方面的工作控制度低的医生会更易产生沮丧感。或许是由于缺乏临床经验，年轻的医生更容易有挫败感，并且伴有高于正常水平的压力、焦虑和抑郁。为滥用药物的患者服务的医生尤其容易产生挫败感。

有趣的是，更为复杂的医学问题与挫败感的升高并没有关联。确实，拥有较多患有多种“不明确的”临床症状或躯体化症状患者的医生，通常会面临超出寻常的压力，并且还会给他们自己的医生带来特殊心理健康上的挑战。[72]

幸运的是，我们有一些明星医生秘诀来管理这类患者，同时降低我们自身的压力水平。

刺儿头患者的特点

- 人格问题，范围包括轻微的焦虑性障碍到极端的边缘性人格
- 不遵从治疗方案的患者（非依从者）
- 不善沟通者——或者是漫无边际地喋喋不休，或者是刨根问底要你煞费苦心的人
- 有多种合并症的危重患者
- 诊断困难或主诉模糊——让我立刻想到“头晕”和“晕厥”

医生对棘手问题的看法也因人而异。有些医生喜欢处理日常问题，认为诊断上的谜题非常有压力，但是其他医生，像 Douglas Meuser 医生则认为花一天的时间去处理咳嗽和感冒这样的患者是极度无聊的，并且没有任何智力上的挑战性。“我不能花一整天的时间给感冒、支气管感染的小孩看病并且解释为什么抗生素不适用于病毒性的感染。这对我来说就像电影《汉堡高地》一样——我会无聊到死。”同时，他对肌肉骨骼方面的问题却兴致勃勃，而很多家庭医生对于这一领域宁愿敬而远之。

说到应对刺儿头患者，我们还必须记住，作为正常人，我们会把自己的人格问题和生活经历也表现出来——焦虑的患者会引起我心中的焦虑感，而我也就成

了一位不得不去应付这种焦虑(或者，我喜欢称之为“极端 A 型人格障碍”)的人。

曾经有过抑郁、酗酒、滥用药物、虐待或家庭压力等个人经历的医生可能会觉得处理这类患者的问题极度困难。有时候，我们应对自身情感的方式会表现在我们与患者的互动当中——偶尔会以明显的方式，但通常以更为隐秘的方式表现出来。在处理病情极其严重的患者时，由于我们自身的焦虑感或因害怕犯错而产生的恐惧感，这些不能胜任的心态都可以激起烦躁甚至愤怒的情绪。

明星医生必须制定一个行动策略，来应对并学会帮助那些哪怕是最刺儿头的患者。

将患者“争取”过来

建立积极的医患关系在所有医学实践中都非常关键，对于家庭医疗来说，更是如此。和急症或急诊部门不同，我们有机会在一个较长的时期内了解我们的患者，并且，这种关系并不一定就会马上出现。

很多刺儿头患者本人、朋友或家庭成员以往都在医疗系统有过负面的经历。我们需要记住，我们不仅需要建立我们自身与患者的良好关系，而且还必须克服以往医患关系中所遗留下来的问题。

明星医生窍门：

明星医生通过执行最基本的策略来找到争取患者的办法：倾听、耐心、经常性的复诊

倾听

倾听在本书之前的章节中已详尽涉及。总之，倾听是任何一次问诊中最重要的工具之一，对于刺儿头患者来说尤其如此。

一般来说，之前的医生可能也感觉难以对付这位患者，而这位患者可能感觉他的话从来没有被倾听过。这是我每天都能听到的情况：“你是第一个真正听我讲话的人。”只要允许这位患者花时间以一种前所未有的方式表达自己，就可能将先前的刺儿头患者转化成一位令人愉悦的人。

耐心

作为一名医生，有时候很难有耐心，尤其是当你的脑子里装满了其他的任务或需要做的事情的时候。当应对一位答非所问或者对治疗建议有抗拒心理的刺儿头患者时，尤其如此。

建立耐心的关键是利用这样的机会来练习同理心。“这个人有怎样的感受？如果我也处在那样的处境，我会有什么感受？”还有，“归根到底，这个人的问题的根源是什么？”

要假定患者是无辜的——他们可能刚刚度过了糟糕的一天。坐在拥挤的候诊室里，身体不适和痛苦感可能足以让最理智的患者情绪爆发。

另外，提醒自己有些患者实际上并不是想解决自己的问题。这可能难以让人接受，尤其是对新医生来说。如果不是为了寻求我们的建议或治疗方案，他们为什么会到诊所里来呢？

表面上似乎很奇怪，但是有时候这种患者唯一想要做的是向别人倾诉、发泄或希望被承认。即便是我们的患者选择的是对他们的生活方式或健康养生不做出任何改变，他们在走出诊所时也可能会感觉好多了，而这仅仅是因为他们的话被我们倾听到了。

通常，患者在经过一系列的就诊并信任我们之后，会开始响应我们的建议。在刺儿头患者身上取得突破是极有收获的。

经常性的复诊

经常性的复诊对于应付刺儿头患者来说也是非常有帮助的，并且是治疗躯体化障碍的基础(见之后章节)。

“经常性的复诊对于处理刺儿头患者来说真的非常关键,” Emily Nabors 医生说。在一个问诊只持续 15 分钟(甚至更短)的时间里,几乎不可能在一次就诊中覆盖所有必要的医学领域,即便是一些最简单的问题。当对象是一个刺儿头患者时,时间上的限制会更加严重。

每种类型的刺儿头患者,经常性的问诊差不多可以为你提供赢得他们信心所需的时间,能让他们充分地表达自己的担忧,解答他们的疑难,并且避免出现没有事先预约的到访。

这对于争取患者来说尤其重要。作为患者的新医生,你可能需要时间让他们做好热身准备,但是经过几次非胁迫性的就诊以后,他们可能会更愿意接受你的建议和提议。

在安排复诊预约时,要给一个时间段,如 2 ~4 周或 1 ~2 周。这可以让患者控制并安排一些重要事项,如财务、下班时间以及情绪处理。不要害怕早一点给患者看病——很多患者,尤其是那些刺儿头患者,更喜欢早一点看医生。这种情况背后的心理原因(害怕被抛弃)会在下一章中进行阐述。

考虑精神疾病

患有精神疾病的患者在家庭医疗中是特别难以应对的,尤其是当他们还没有被正式“确诊”前。

一年中大约有 26.2% (4 个里面就有 1 个!)的年龄在 18 周岁以上的美国人患有可确诊的精神障碍。[73] 这些精神健康问题的范围从焦虑(在美国最为普遍的精神健康障碍)或抑郁到更为严重的问题,像精神分裂症、双相情感障碍或边缘性人格障碍。

承认精神健康问题的存在是应对棘手人格的基础。当你认识到一位患者的行为通常是一种疾病过程而非这个人特别“让人为难”时,处理他的问题就简单多了。

明星医生完全有能力对精神疾病进行诊断，并为患者设定一个有效的治疗程序。

Emily Nabors 医生说:“记住，精神疾病患者也会生病。不要老是假设问题出在他们的脑袋里。”实际上，严重精神疾病患者的身体健康状况往往要比正常人差，尤其是涉及肥胖、心脏病、肠胃失调、糖尿病、HIV 和慢性肺心病时，精神疾病患者往往病情更加严重，部分源于他们的生活方式、药物、高比率的药物滥用以及较差的健康保健。[74]

当我面对一位由于多种健康症状而特别难对付的患者时，我会问自己：“有没有可能这个人患有抑郁呢?”抑郁常常会导致一些不明的症状，如头痛、疲劳、头晕和腹痛。通过认知行为疗法或药物对抑郁进行充分地治疗，常常可以解决身体上的症状。

在美国，焦虑是最普遍的精神健康问题，并且是一系列身体症状的根源。相对来说，医生通常比患者更容易辨认出焦虑性问题，帮助患者认识到其自身的焦虑是导致很多身体症状的根源，会让患者豁然开朗。诊断出焦虑症还可以帮你避免安排不必要的检查——一旦你获得了焦虑患者的信任，通常对他宽慰一下就足够了。

对身体和精神都有疾病的患者来说，心理咨询非常有帮助。尽管家庭医生确实可以进行诊断和治疗，但是，一位好的精神科医生拥有更多的方法和资源，以及经验和知识。一般我会最大可能消除患者对心理疾病的误解——“你是不是想说我疯了，医生?”——并且我会提醒我的患者，“心理健康平权法案”强制性地要求保险公司对心理服务的覆盖比例与医疗服务应保持相同的水平。

为了促使并鼓励患者寻求心理治疗，我准备了包含当地所有心理健康专家信息的宣传材料，以及获取更多信息的网站和资源。患者们都了解，我会在后续的问诊中将这种表格多次发给同一个患者。

躯体化障碍——或“你的牙齿痒吗?”

躯体化障碍是一种棘手的疾病，可导致多种无法解释的身体症状，其根源似乎是焦虑。[75]患有躯体化障碍的患者往往对其身体症状忧心忡忡，尽管有证据显示并没有潜在的原因。但如果得不到有效的诊断，这类患者往往会不断更换医生，重复不必要的检查。

对于医生来说，患有躯体化障碍的患者会给我们带来重重压力。我们解决临床问题时会有种成就感，但是，我们无法解决躯体化障碍患者的症状时我们又会有挫败感和失望感。[76]实际上，我向我的同事们问起什么样的患者最难以应付时，大多数人的回答相同："担心健康的健康人。"

如果我们学会了如何辨认并诊断躯体化障碍，就可以降低这种挫败感。一种有效的工具是"以情绪为中心的谈话"。它将患者的情绪与身体症状联系起来，尤其是将焦虑作为主要的情绪因素。换言之，当你肚子疼时你的感受是什么？是什么引起了这些头痛？研究显示，情绪上的压力和潜意识的焦虑似乎是躯体化障碍症状的诱因，因为焦虑可以导致"横纹肌和平滑肌紧张"，引起多种身体上的表现。[77]

患者健康问卷（PHQ）中的躯体化障碍筛查表也有助于诊断这种障碍。[78]如果一个患者报告受到至少以下三种症状的严重困扰（而且没有充分的医学解释），那么就应该考虑患者是否患有躯体化障碍：胃疼、背部疼痛、手臂、腿部或关节疼痛、痛经、性交时疼痛或性交障碍、头痛、胸口疼痛、头晕、昏厥、心悸、呼吸急促、便秘、腹泻、恶心、嗳气或消化不良。

我认为，当患者的过敏清单比他们的药物清单还要长时，这也是躯体化障碍的另一个线索。这通常表示为了治疗这些不明症状，给患者开具了多种药物，并且患者对这些药物产生了各种各样的"反应"。

治疗躯体化障碍包括帮助患者理解他们在健康方面没有任何严重的问题，让患者接受精神科医生治疗（如果患者接受的话），并且，一如既往地为患者安排经常性的简短的诊疗服务。

"对躯体化障碍患者，我首先要做的是承认他们的确患有此病，并且谢天谢地的是，其实并不存在什么大问题，" Douglas Meuser 医生说："比起说诊断检查结果是阴性的，我更愿意说检查结果不具备‘诊断性’，而且，幸运的是这种检查不需要进行手术——‘这不是好消息吗?’我尽量保持积极正面的态度。”

接受心理咨询对于治疗患有躯体化障碍的患者非常有效[79]，研究表明，只要看一次心理医生就能改善患者的身体功能，并且能降低医疗成本。[80]

其他有利于治疗躯体化障碍的措施包括抗抑郁药、认知行为治疗和群体治疗。其中，认知行为治疗似乎是最有益的治疗方式。[81]与抑郁和焦虑一样，诊断并治疗躯体化障碍可以解决多种身体症状，避免不必要的检查，并减轻患者和医生的压力。

非恶性慢性疼痛综合征

很多医生会因为患有慢性疼痛的患者而倍感压力，但是，明星医生可以利用一些方法来帮助患者管理疼痛。

“要承认疼痛——疼痛是真实存在的，” Doug Meuser 医生说:“大部分人把疼痛当做一种损害——‘我不能有疼痛感，疼痛是坏事。’一旦我真正排除了器质性的大问题，我就可以通过承认患者主观上的感受非常真实但是没有任何器质性病变来宽慰他们。患者通常很害怕这些疼痛会破坏他们的健康——或者甚至会要了他们的命。我会尽量告诉患者‘我们可以这样做’。”

Meuser 医生建议帮助患者反思疼痛对他们来说意味着什么。“我尽量客观地对数据进行观察，帮助他们减轻疼痛的折磨；向他们提供从未考虑过的新方法。有时，你看着患者说你只需要对此认命并振作起来就行了，就达到目的了。”

应对患有慢性疼痛的患者时，准备一份台词或结构化的方法非常关键。标准化的表格和清单也非常有用，很多疼痛管理网站也提供一些可用的工具。“我有一套台词可以让我在治疗慢性疼痛时得到意外收获，” Meuser 医生说:“将情绪放在一边，不要过于陷入患者自身情况中去是非常关键的。如果我过于陷入他们的痛苦中，我只能看到他们想让我看的东西。”

并且如我前面反复说过的那样，要安排经常性的复诊。“我始终都让患者意识到我随时欢迎他们回来。这也许是‘表演’的结尾，但是并不是这部剧本的结尾。”

疲劳问题

“医生，为什么我总是如此疲劳呢?”哦，只要听到这个问题我就已经很疲劳了。

普通人群中，大约有20%的人声称患有持续时间在6个月或以上的实质性疲劳，而且女性比男性的比例高。[82]在家庭医生环境中，疲劳的比率甚至高于27%[83]，并且随诊一年后没有较大的改善。[84]与没有报告疲劳问题的人相比，有疲劳感的患者经历压抑、焦虑、惊恐障碍和躯体化障碍方面可能性显著提高，其中还包括医学上无法解释的身体症状，以及医疗资源使用率的升高。[85]

哎，我本应该及早告诉你这些!

情况是这样的。在家庭医疗中，只有15%的患者能够发现导致其疲劳的器质性病因，并且化验检查对于确诊潜在病因并没有表现出特别的用处。[86]

我喜欢关注更为实际的原因：你什么时间睡觉，什么时间起床？你睡眠好吗？你吃的健康吗？你锻炼吗？没有？没有？没有？呵呵……

因此，我认为，从积极的一面来说，我们可以安慰自己（以及我们的患者），疲劳是很常见的现象，并且不大可能是什么“严重”的问题。我们可以治疗任何潜在的心理问题，并且持续性地练习、练习、再练习我们的态度和同理心。

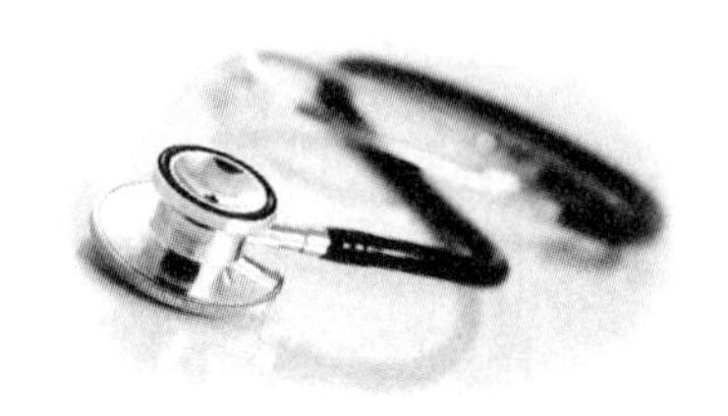

第三十三章

如何管理刺儿头患者

避免偏见

明星医生最重要的临床技能之一是对患者进行快速的诊断性评价。尽管对患者的初步印象可以为诊断疾病提供重要的线索，但是在应对刺儿头患者时，过快的判断可能会带来麻烦。

在经历了倒霉的一天（或一周、一个月）之后，人们通常会表现出与其真实人格或性格不符的形象。在生病、恶心、压抑、焦虑或疼痛的时候也是如此。

应对心情不佳的患者时，其中一个策略是问一问你自己："如果我有同样的问题，我的感觉会是什么?"或者更好的问题是："如果我是你，我会怎样?"本质上说，这牵涉到的是同理心或"感受"别人的痛苦。我们可能无法一直保持真切的同理心，但是我们可以练习换位思考这一技巧。

"对医生来说，很重要的一点是不要让患者为自身的健康问题而自责"，Doug Meuser 医生说。

善待患者也很重要。我永远都不会忘记一位因不明主诉——“只是感觉不对劲”——到我的诊所就诊并持续了几个星期的患者。经过全面的医疗评估和治疗潜在的抑郁之后，我开始感到泄气。我到了爆发的边缘，正要厉声责备患者，这时候我内心深处的某个声音阻止了我，因此我说:“很抱歉我弄不清楚你哪里出了问题，但是我们会继续观察，直到我们找出病因”。几天之后，这位患者癫痫发作，急诊室的 CT 扫描证实患者患有恶性脑瘤。提前几个星期确诊肿瘤并不会改变预后结果，但是我确信，如果我说了那些伤人的话，患者和家属都不会忘记。

应用确认和澄清情绪法

练习同理心的一种方式是应用模仿或确认的技巧。重复患者的话，确认患者的情绪，然后澄清患者的情绪感受，这些做法可以平息最紧张的形势。例如：为了看病，患者已经等了你一个小时。你一如既往地面带笑容，以友好的姿态走进了房间，得到的回应却是患者对你怒目而视，充满怨气地说“我都等了一个小时了！”尽管你对患者进行了道歉并试图平息他/她的怒火，但是患者继续摆出一种生气的姿态，两臂交叉在胸前。“应该有人告诉我你会有多晚！现在我上班要迟到了！”这时的气氛非常紧张。你的直接反应是烦躁，甚至可能还有点恼火。你拖延是因为你必须向另一位患者通知坏消息；或者你必须为一位因胸口疼痛突然造访的患者拨打“911”叫急诊；又或者你错过了午饭，有一点恼火。

打住。

用你自己的负面情绪来应对患者的负面情绪只会让事情更糟。这个时候，患者并不在乎你的处境。他/她感到焦虑和烦躁，是因为他/她要迟到了。也许他/她过去迟到时受到了训斥，这次上班又要遇到麻烦。或者他/她只是感到烦躁，并且想要表达他/她的情绪。这是你使用确认和澄清的方法平息负面情绪的一个绝好的机会。

“听起来你很担心上班迟到。”重复患者的话，用中性的词语表达情绪。“对吗？”澄清情绪。这可以让患者赞同你，因此你们就有了一个共同的基础。

“我知道，要是我非得等这么长的时间，我也会很着急。”确认情绪。

患者或许会赞同你的评价。“哦，是的……既然现在你到了，我想没什么了……”或者患者可能不赞同你的表述。“不，我不是真的担心会迟到。我只是担心我的化验结果。”

一般来说，患者还是想继续就诊的，但会受到负面情绪的阻挠。确认并澄清情绪可以防止负能量失去控制。这也可以帮助你了解患者真正担心的是什么。

当心反移情作用

同样非常重要的是，不要让别人的“问题”转移到你身上。反移情这个术语指的是治疗师（或医生）从患者那里移情而引发出的一种响应。换言之，患者会潜意识地将之前或当前的关系投射或转移到医生身上，反过来，又会造成医生对患者产生一种负面的或适应不良的反应。糊涂了吗？

理解自己对患者的情感反应，可以帮助你不受负面情绪的干扰。在与患者互动期间，如果你感到自己变得紧张、愤怒、困惑（某些研究显示甚至会有杀人的想法！），停一下，反思一下，这些情绪被激发出来是为了响应患者的心理问题，而不是你的。

如果你仍然挣扎在强烈的情绪之中——精神心理专家警告，“有些患者拥有强大的能力，能够将痛苦的精神状态投射到治疗者身上”——你就要考虑找一个训练有素的心理专家来帮你理解你自己的“潜意识需求和恐惧”。[87]是的，你肯定有几次这样的情况吧。

应对蹩脚的沟通者

健谈者

底线：尽量不要打断他。噢，这太难了，真的很难。但是，归根到底，如果你打断了这一流程，你会让自己的处境变得更糟。你发现健谈的患者离题了，他会找到方法重新回到之前的讨论上来，或许通过重头再说一遍的方式。当健谈者跑题时，他们往往会有挫败感，并且会急切地希望被别人倾听到。有趣的是，健谈者并不需要对方给予过多积极的倾听。健谈者的特点之一是他们会无休止地说下去，即使你很少给他们反馈。应对健谈者的一个方法是，你可以一边处理你的病历表，一边心不在焉地等他们讲完他们一连串的想法。另一种重新导向话题的方式是在患者继续喋喋不休的时候站起来开始做一些基本的检查。一旦健谈者喘口气歇息一下时，你通常就可以让谈话回到正题上来。

为了应对比较健谈的患者，Emily Nabors 医生常常会提前安排她的护士适时打断她与患者的交流。“一段时间过后，我会让护士敲门告诉我有其他患者在等着看病呢。这可以让我卸下眼前的负担。‘很抱歉我没有更多的时间，但是我们可以下个星期接着谈。’”

离题者

离题者会下意识地从一个话题转向另一个话题。保证谈话切入正题对于提高效率和最大化利用医生的时间来说极为关键。[88]

当医生试图询问患者有哪些症状以做出初步诊断时，情况就会变得异常困难。与健谈者不同，打断离题者的谈话通常是可行的，因为他们能够在不同话题之间轻易地转换。礼貌地打断他的讲话行使重新控制话题的权力，可以让谈话重新回到主题上来。使用非语言暗示，如站立或将手举起来，告知患者已经偏离话题——“我知道你担心你的猫，但是我需要更多地了解一下……”你可能需要重复几次这样的话。

冷漠者

最典型的冷漠的患者是被爸爸或妈妈拽过来看病的青少年。他们往往用耸耸肩膀和面无表情的凝视来回应你，被追问不休时，也常常用一个词来回应你。冷漠者会让你竭尽全力才能从三言两语中探寻出他的病史。通常，冷漠者会有很多不安全感和焦虑感。耐心一点，他们通常要经过若干次问诊才能获得信心，对医生热情起来。

应对病情特别严重的患者

有趣的是，很多病情特别严重的人并没有意识到他们病得有多厉害。我经常遇到患者对我说："别担心，我不会有任何麻烦，我健康得很"，而我眼前摆着的是一张写有 20 多种药物的清单，多项异常化验结果，以及危及生命的慢性症状。老年患者往往也是如此——很多 70 多甚至 80 多岁的老年患者认为他们自己"非常健康"，在他们的概念里，他们跟 30 多岁的人一样健康。

以前，我看到有一大串症状或者年龄很大的患者时——在我所在的南加州区域，90 多岁的人并不少见——我会感到非常着急。但是最终我意识到，病情特别严重的患者比那些从来没有经历过任何医患交流的人更加容易应对。患有慢性疾病的患者习惯了找医生就诊，理解复诊的重要性，按处方服药，并且通常将重大的医疗诊断只看作是另一个需要逾越的障碍。

另外，如果一个非常健康的人先前没有医患交流的经历，他们有时会因一些基本症状，如感冒或相对容易治疗的疾病如偏头疼，而出现情绪失控。这种患者会让医生为了应对这一问题而消耗大量的精力。

诊断困境

每个医生都会遇到一种让人不禁"叹息"的主诉或症状。对我来说，这一症状是"头晕"。头晕的鉴别诊断范围非常广泛——从最良性的诱因如内耳病毒感染，到最严重的病变如脑瘤或可能会危及生命的心律失常。

我不喜欢患者将头晕列为主诉，但是我并不惧怕它。为什么？因为我准备好了一套话术用以应对那些最为棘手的医学症状，以便我能够以一种连贯且合乎逻辑的方式制订治疗方案，并且我还铭记在心的是，很多棘手的症状是由于精神障碍而导致的，像抑郁、焦虑和躯体化症状。

Doug Meuser 医生将这种话术称之为："去除对______（填上你最憎恨的某个

症状)的憎恨。”“我使用结构化方法客观地考察所有的数据。”

达到这一点最好的方法之一是制定一个自定义模板，将典型病史和身体检查信息结合到特定的鉴别诊断中去。例如，你针对头晕而制定的模板应该包含常见的神经系统、心脏、耳鼻喉和精神性的病史要素。如果你的模板非常清晰，你甚至可以在为患者看病之前就让你的医务助理向患者进行询问，并输入一些数据到病历中来。

模板中的身体检查一节应当预先填写标准且详细的耳鼻喉、神经系统和心脏检查，随后可根据实际情况进行编辑。评估/计划一节要包含针对头晕所列出的常见鉴别性诊断，以及根据患者病史和身体检查所得出的最可能相关的检查结果。

同时，在处理诊断困难问题时，对我的态度还起到帮助作用的是，我意识到这种类型的主诉必然会成为“5 级”问诊——换言之，最高的收费代码，因为这涉及大量的评估和管理计划，并且如果必须将危及生命的病因也考虑进去的话，这将会成为高风险的诊疗场景。

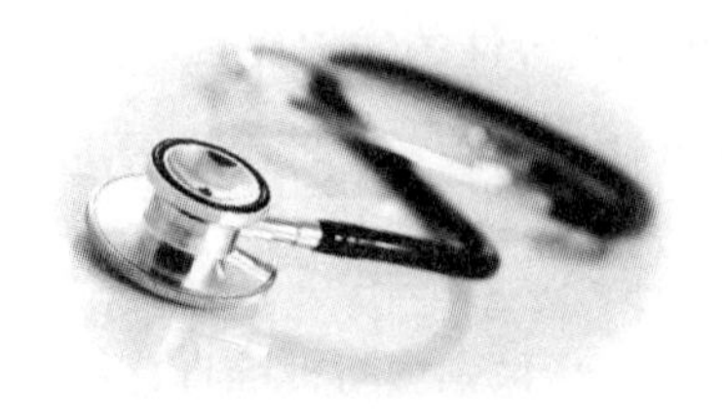

第三十四章

那些令人抓狂的患者

James Groves 医生在 1978 年写了一篇很精彩的文章，叫做《应对令人抓狂的患者》[89]，我认为应该将其推荐给所有的医生。令人抓狂的患者是指那些能够引起医生极端反应的人——“恐惧、绝望、甚至是怨恨”。

Groves 医生将最令人抓狂的患者划分为四个大类，有意思的是，管理所有这四种类型患者的要旨在于确认患者的忧虑和经常性的复诊。

看看你是否能在你的执业生涯中辨认出这些患者。

“黏人的依赖者”依赖性极强，让人疲倦。这类患者往往经常打电话，并且经常在没有预约的情况下造访诊所，但是通常不会意识到他们对医生造成的负面影响。他们很容易产生被抛弃感。

在与这种患者打交道时，尽早辨认出他们的类型非常重要。他们身上常见的征兆是过度的恭维——“你救了我的命!”实际上你只是开了点抗生素，或者，“你是我见过的最好的医生!”，实际上他只见过你一次。我们本能的倾向是对这类患者的赞美受宠若惊，但是不要太兴奋——很快形势就会在这些客套话中急转直下变成令人生厌，因为这种患者会在没有特别的缘由下不断造访诊所或者打电话。

根据 Groves 医生的建议，应对黏人的依赖者最好的方式是“巧妙并坚定地”向患者解释作为医生你是有限度的，为他安排经常性的复诊，并且提醒他除非工作时间或紧急情况，不要给你打电话。

“强势的要求者”有依赖性，但是与黏人的依赖者不同，他能够意识到他对医生造成的影响，并且可能使用一些“胁迫、贬低、引发内疚感”的手段。Groves 医生指出，这些患者并没有意识到正是他们“强烈的依赖感和对抛弃的恐惧感”才引发了他们的这些行为。

当你遇到这样的患者时，你通常会感到害怕并倾向于进行“反击”，但是，最好的办法是承认患者的权利，并以一种富有成效的方式使其“转换频道”，应该赞同并承认患者是有权利的——不在于不合理的要求或恐吓，而在于尽可能提供高质量的医疗服务。Groves 医生认为，应该“不厌其烦地重复”患者确实应该得到“一流”的医疗服务。

“故意的拒助者”，不管医生向他们提供了什么样的治疗，似乎永远不会好起来。即便是其中一种症状得到了改善，另一种症状就会“神秘地出现”。这是一类极端的躯体化障碍患者。在经历过前期的焦虑之后（“我遗漏什么了吗？”），医生通常会产生烦躁、压抑、负罪和无力感。Groves 医生指出，“故意的拒助者”本身常常会感到抑郁，尽管他往往对其抑郁持否定态度，并且拒绝转诊到心理医生那里。应对这类患者的一种方式是“和患者分摊你的悲观情绪，表明治疗措施可能无法完全治愈他的问题”，同时安排经常性的复诊，这可以防止患者产生被抛弃的感觉。

最后，**“自我摧残的否认者”**会表现出“下意识地自杀行为，这可能是自杀行为的一种慢性表现形式，他们常常任由自己消亡”。Groves 医生认为，对这类患者最难以进行帮助。我们需要认识到这些患者可能会引发他人强烈的感情反应，比如憎恶和“强烈地希望他们去死，并且‘赶快结束他的事情’”。对于医生来说，要接受这些情绪是正常的反应，这样可以防止医生抛弃这种患者。专业的精神/

心理咨询也许能给予帮助，但是，就像其他治疗方案一样，“自我摧残的否认者”通常会拒绝寻求这种帮助。

归根结底，作为医生我们必须理解并接受这些令人抓狂的患者在我们身上煽动起来的情绪。否认我们自身的感情会造成诊断和治疗中的错误，并且会损害我们自身的心灵。

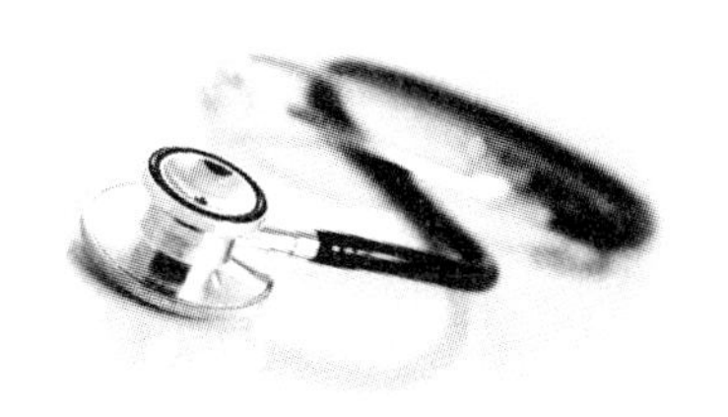

第三十五章

解除对患者服务

有时候，处理刺儿头患者最好的方式是将他们从你的医疗服务中打发走。听起来很极端，但是有时候这完全是有必要的。

- **经常性失约**。反复错过预约的患者会造成营业额的损失，占用别的患者可以利用的预约时间，并且在健康结果不好时还会带来法律责任。要始终通过发送失约信息的方式将未到诊的情况归档。并且建立一套诊所制度规定在若干次预约失约之后即解除服务关系。

- **严重不依从医嘱**。我们已经详细地讨论了非依从性患者的管理问题。有时不管你付出了多么大的努力，患者总是持续性地拒绝你的建议，如此一来，这样不但不能让患者有一个好的结果，而且会让你和你的员工处境堪忧。例如，在一位过度抽烟、酗酒，以及患有严重糖尿病、高血压和冠状动脉病变的患者多次未预约到访我的诊所并要求我拨打“911”之后，我最终解除了与他的服务关系。每当从医院回来时，我们会讨论服药和戒烟的问题。他也表示赞同，但是几个星期之后他又回到我的诊所，没有按时服药，并且又一次出现了紧急状况——通常是胸口疼痛或者呼吸急促。每次发生这种状况，我诊所的日程安排都会出现混乱，因为我要处理他的紧急情况并将他送到医院去。这对我、对我的其他患者和我的员工来说是不公平的。在告知他如果继续抽烟并不按时服药的话，我将会无法再为他提供服务后，最终我给他发了一封终止服务的信件。有趣的是，一年还是两年之后，他又回到我的诊所向我问好，并且告诉我他已经戒烟了。

- **威胁/语言暴力/刻薄之人**。每个人都会时不时地经历倒霉的一天。偶尔出现刺耳的声音、不满的表达——都可以理解。但是，我的诊所不会容忍出现语言暴力、辱骂、吵闹和威胁，不管它们是针对我还是我的工作人员。另外，患者如果威胁说："好，那我去找别的医生！"那么他会立刻收到诊所发来的终止服务信件——"我理解你选择别的医生为你服务。本信件通知你和我们原有的医患关系已终止，B 医生不再负责你的医疗服务。"

- **你就是受够了**。偶尔会有那么一位患者把你惹毛了。在无法调和患者在你身上煽动起来的情绪时，你就没有办法向患者提供他们应得的最好的医疗服务，并且你自己也快疯了。那就解除服务关系吧。

当患者威胁你时

对医生来说，被患者威胁是非常可怕的情形。不幸的是，在现实中发生过医生被愤恨不满的患者致伤甚至致死的情况，因此，威胁或其他暴力的警示信号都应当予以严肃对待。

对于针对你自身或工作人员的威胁，立即联系当地的警察局。你的诊所应当建立一套应对执业中发生的威胁或暴力的制度。将患者区域锁起来以防止任何人进入，这始终是最好的策略。紧急按钮或警报可以安装在前台，以便在紧急情况下联系当地的警察。

我受到过几位患者的威胁，他们中的每个人都有潜在的精神疾病。其中一位患者是一个在车祸中损伤了大脑的年轻人，他告诉他的理疗师，“我要买把枪，到 Bernard 医生的诊所杀了她”，原因是我没有授权有关部门返还他的驾照。

到警察局报案，以及到我们当地的精神疾患危机处理部门报告可以防止事态的进一步升级，但是不可否认，我既感到恐惧又感到焦虑。

服务终止信

结束医患关系需要审慎和策略。作为一名不喜欢正面对抗的医生，我更喜欢以书面而非个人的形式通知我的患者，尽管其他医生选择直截了当地给出这一信息。

Carlos Portu 医生尽量避免终止对患者的服务，但是在不得不这样做时，他非常直接：“我能原谅患者的粗鲁无理和大发脾气，但是我不喜欢的是在我与其他人共处一室时，他们清楚地表示他们不想待在那里，对我不满意，并且不想听我讲给他们听的话。对于他们我会非常坦率——‘你应该到你感到舒适的地方去，那个地方可能不是这里。’”

“终止一个患者的服务并不是一种对抗，而是作出的一种决策”，Doug Meuser 医生说：“我不会与患者争吵，我只会说‘这种状况行不通’。这样做可以将情绪因素排除出去。”

在终止对患者的服务时，有几个步骤可以保护医生免受患者的指控。一般来说，美国医学协会（AMA）建议提前 30 天通知患者，在此期间你可以向患者提供紧急医疗服务。使用挂号信的形式将本通知寄出，告知患者他需要马上寻找另一位医生，并且提供如何获取病历复印件的信息。将这封终止服务函保存在患者的病历中。

终止服务函样本

尊敬的______：

我认为有必要通知您，我将不再作为您的医生向您提供服务。医生/患者关系对您的健康和福祉来说极其重要，我认为我们之间的医患关系并不能发挥有效的作用。因为我们之间的医患关系由于你不依从医嘱、错过预约、不遵守治疗方案等而遭到破坏。

我建议您及时寻找另一位医生为您提供医疗服务。县医学协会会向您提供一份本地区执业的医生名单。

在本信寄出之后的30天内，我可以向您提供紧急医疗服务，以便于您有时间寻找新的医生。随函附上一份授权表，以授权我向您的新医生转交您的病历复印件。

此致

敬礼

××医生

××年××月××日

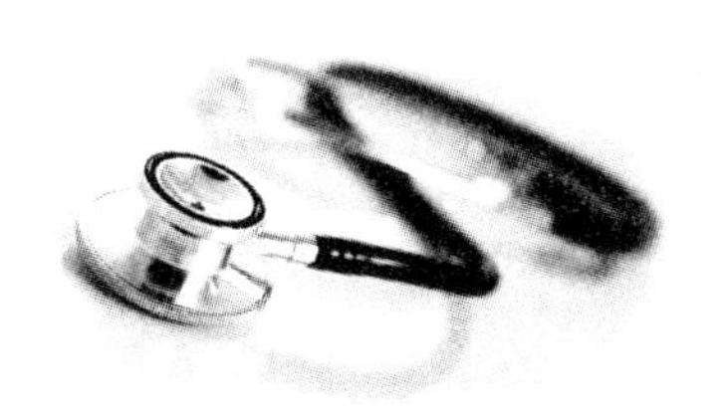

第三十六章

死亡与濒临死亡——临终患者

死亡和濒临死亡是所有医学实践中必不可少的一个方面，不对这一话题进行论述，我们就不能结束对棘手临床问题的讨论。作为医生，我们必须接受并应对死亡这一不可避免的自然现象，不论是我们自身，还是我们的患者，都难逃一死。我们必须学会向患者和患者的亲人通知这一令人痛苦的消息。我们还必须学会使用那些用以缓解患者痛苦和提供临终关怀的工具。所有这些都不容易，但是它们是一名医生的基本责任。

在我还是一名医学院学生时，我对死亡和濒临死亡的经验局限于一周的临终门诊陪护和医院里病危患者的死亡，他们中的大部分人跟我只是一面之交。在住院实习期间，我对死亡的处理稍微有了进一步的了解，通常情况下，这意味着在经历了“紧急救护”之后，要在医院环境里将患者死亡的这一坏消息通知家属，而且做这件事的时候，总是跟另一名住院实习医生一起。

在医院之外，我对死亡和濒临死亡的全部经验来源于护理一位私人诊所的患者，她是一位身患黑色素瘤的年轻女性，并在我接受培训的最后一年去世。我和临终关怀团队的其他成员一起对她进行随访，甚至会和临终关怀护士一起到患者家随访，这位护士很惊讶一名医生竟然想要参与到这一过程中来。虽然在帮助我的患者方面我能做的很少，但是在她去世以后，她的丈夫寄给我一张精美的便条，告诉我我能在朱迪最后的几个星期中给予她关怀具有多么深厚的意义。

除了这次临终关怀的经历以外，我对死亡过程了解甚少。我的一次个人经历让我明白了我对死亡的了解是多么贫乏：在我看望身患晚期慢阻肺的奶奶时，她的病情很严重。出现了典型的“空气饥饿”症状，不停地喘气，眼睛肿胀，嘴唇发紫——但是她固执地拒绝我们拨打“911”或送她去医院。经过多次住院后，她受够了令人痛苦的血液检查和气管插管。“再也不去了”，她坚定地摇着头，气喘吁吁地说。

当时我才开始实习 4 个月。那时我对慢性阻塞性肺病的全部认识就是积极地护理——因此我尝试了一切我能做的。我给她做雾化治疗。我让她服用一些泼尼松。最后我只能眼睁睁看着她死去，在减轻她的痛苦方面我也无能为力。

如果当时我懂得我要做的只是给当地的临终安养院打电话就好了。临终护理人员会带着一套“舒适护理套装”过来——少量用于阻止窒息感的吗啡，一些用于治疗焦虑症的药物帮她放松，还有氧气瓶和一台专用的风扇用以缓解她的呼吸困难。事情本来不该那样。

临终关怀

在患者生命的尽头给予他们照顾，并“准许”他们停止徒劳无用的积极干预措施是我们能给患者提供的最好的礼物之一。对患者诚实是我们的职责，要避免给患者虚假的生存希望，相反，要关注如何“善终”。我们必须让家属知道这一残酷的现实——对老年痴呆症晚期患者来说，鼻饲管虽然不能提高患者的生活质量，但是可以让患者不会有饥渴感。我们需要告知肿瘤晚期出现转移的患者，化疗并不能延长生命，不愿意接受这一事实并不意味着“放弃”。

令人难以置信和伤心的是，有多少患者迫于医生和家属的压力而接受痛苦且耗费时间的治疗！

这些措施不仅让患者难受且徒劳无益，而且它们还占据了本来可以用在其他活动上的时间，如陪伴家人或者在患者身体状况还允许的情况下去旅行。

有时候患者只需要知道，他们说“不”是没有关系的，并且不管怎样，你都会站在他们那一边支持他们。

面临生命终结，患者通常会感到害怕，不是害怕最终的死亡，而是害怕痛苦，害怕孤独和被遗弃。我们必须安慰他们，让他们明白我们会继续为他们提供医疗服务——不是为了治愈疾病，而是为了缓解痛苦。

那么，什么时候应该提出“H”——临终关怀(Hospice)这个词呢？

临终安养院的入院标准是预期寿命在6个月或以下。因此，如果你认为你的患者撑不过6个月，那么这个人就是潜在的候选人。

我喜欢在患者强烈要求不再住院时提起这一话题。像“我永远不会再去那里了”，这样的评论就给你提供了一个向患者介绍临终关怀这一选择的机会。这样，患者和家属就可以避免在家里应对急性症状的恐惧和焦虑——如果患者和家属恐慌时，在家里通常能做的就是拨打“911”。

不幸的是，救护车将患者转到急诊室时，患者通常要接受不必要的积极性治疗，尽管有时出具了患者临终遗嘱可以拒绝心肺复苏。临终安养院则相反，如果患者感到不适，就可以联系临终安养院来处理这些症状而不用住院。

在诸如此类的危机情况发生之前提出临终关怀也是非常重要的。我们的工作是要帮助患者理解并选择临终关怀，并不意味着患者家属和(或)我们要放弃患者，而是我们要将治疗的目标从治愈疾病转变为减少痛苦。

在决定临终问题时，比如决定停止生命维持措施，或将亲人在生命的最后几天转到临终安养院去，家属通常会经历严重的负罪感——“我做的对吗？”作为医生，我们的职责是对家属做这些决定时给予支持、引导，并安慰他们这些决定符合患者的最佳利益。

佛罗里达州奥兰多市老年病医生 Ariel Cole 告诉她的患者说：“我可能不能治愈你的疾病，但是我会陪你走完这段路程。”

有时，这就足够了。

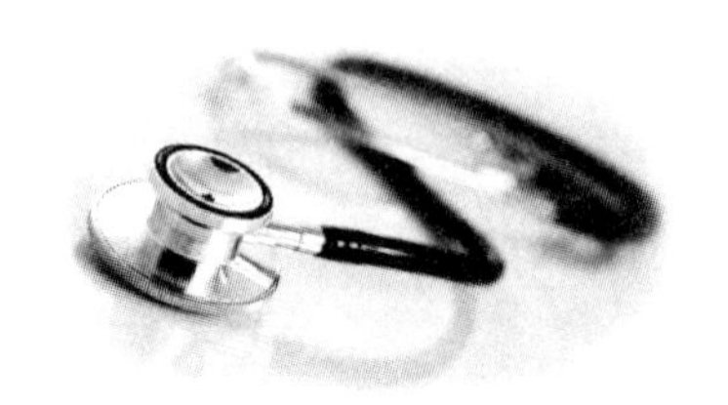

第三十七章

找到答案

明星医生法则 10：

你不需要知道所有的答案，只需要知道在哪里能找到它们

按照 Malcolm Gladwell 的著作《异类》的说法，掌握某个领域的专业技术至少需要 10 000 个小时的时间。[90] 嗨，你猜怎么着——当我们从住院医师实习结业时，已经花了两倍多的时间了。美国家庭医师学会（AAFP）估计，一位普通的全科医生毕业时已经接受了总共 21 000 小时的训练。[91]

但是这 21 000 个小时只是为了新手上路！我们住院医师实习时，可以咨询教授和同事，而一旦实习结束，我们就正式地“自力更生”了，这时我们会面临又一个急剧上升的学习曲线期，并且，大概需要至少再实践 10 000 个小时我们才能掌握精湛的技术。

幸亏我们并不需要知道所有的答案。实际上，不可能知道所有的答案，尤其是随着科学技术发展，医学不断取得更新和突破。但是，我们必须得知道在哪里寻找，并且能快速、高效地找到答案，这样才能在最大程度上提高患者—医生面对面的时间。

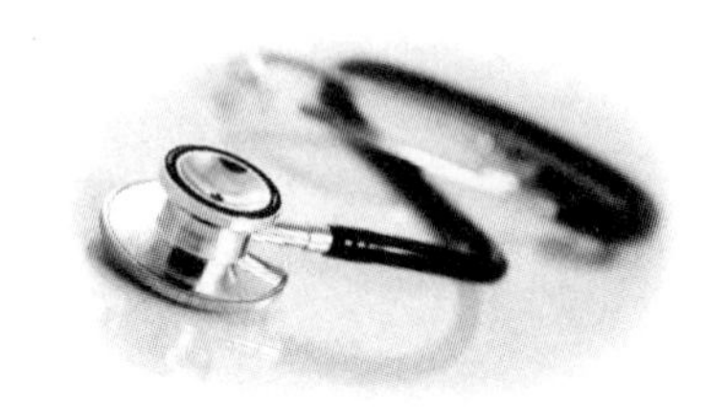

第三十八章

使用循证医学(EBM)

我从医学院毕业时，循证医学还处于初级阶段。实际上，我记得那时很多医生非常憎恨循证医学这一概念——将它看成是把医生的经验和医学的艺术贬低为某种冷冰冰的算法。

但是当前，随着大多数医生认识到科学研究可以通过证实或证伪先前固有的观点使得医学科学不断取得进步，他们已经接受了循证医学的概念。

例如，我在医学院全科医学科轮转的期末考试中，需要向一位模拟患者解释在停经期之后开始让她使用激素替代疗法(HRT)有多么重要。我记得我告诉了她所有奇妙的好处——从防止骨质疏松到提高生活质量，因为如果我不能说服患者，带来的结果就是通不过考试。

仅仅过了3年，美国妇女健康协会(WHI)针对激素替代疗法进行的研究显示，虽然说激素替代疗法对女性有益，但是实际上会提高其心脏病和中风的风险!

我甚至还记得我听到这个消息的时候身处何处——CNN报道这项研究时，

我就坐在宾馆的大厅里。我完全被打翻在地——我的世界被颠覆了，我相信的一切、并且说服患者相信的一切都是错误的，这让我十分震惊。

尽管我的反应看起来有点夸张，但这是我对循证医学的第一次真实的并且对我影响极其深远的经历。

虽然很多医学实践确实缺少良好的证据和科学研究支持，但是一旦有证据支持或反驳某个特定的治疗手段时，明星医生就要对这一数据进行分析，并落实到他的行医实践中去。他可能还会打趣地来上一句："我们信上帝；而其他人则必须提供数据(随机、双盲、对照)。"

我喜欢跟我的患者开玩笑："最近的指南是这样说的——如果它们发生了改变，我会告诉你。"这也是患者需要经常复诊的另一个原因！

考科蓝图书馆(Cochrane Library)收集了大量的优秀分析数据，是很好的循证医学资源库。其他的资源包括 www. guideline. gov 网站和不计其数的以循证医学为中心的网站、期刊。

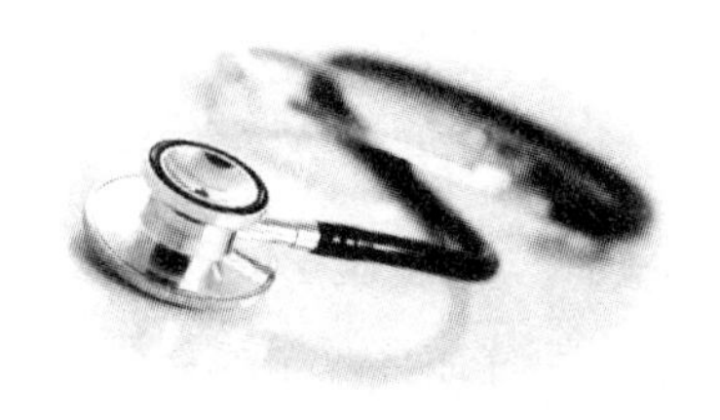

第三十九章

外脑(常用辅助资源)

虽然我们不必知道所有的答案，但我们必须知道在哪里能找到这些答案。寻找这些答案的最好途径是医学文献。还记得那些你不得不花费数小时在医学图书馆搜索巨大的教科书或在地下室的“书库架子”上查阅期刊文章的日子吗？

没记住？你很幸运。

在互联网时代，通过网络搜索、PubMed 和 Medline 综述以及像 Epocrates，Medscape 这类资源，答案简直就如同在我们指尖上。许多这样的资源都可以在平板电脑和智能手机上获得。

无需再冲出诊室为了找猴年马月的数据翻遍海量的《西氏内科学》索引！现在，我们只需拿出我们的平板电脑，便能在几秒钟内对当前问题找到答案。Jennifer Keehbauch 医生将她的 iPhone 放在办公室，以便能够即刻获得这些资源。“我也在我的手机里记一些备忘录，以便记住特定的治疗方案或药物剂量。”

虽然有很多很棒的网站，但是我最喜欢的仍然是 UpToDate 临床顾问。几乎所有我所调查的医生都认为，UpToDate 是他们寻求医学指导“常去”的网站。此网站提供了医学专题的综述评论，不仅强调证据，而且还融入了专家意见。每一篇文章都有其他相关主题的链接，医生可以利用这些信息来指导评估和治疗方案，甚至从网站上打印出患者教育资源。当然，我可不是 UpToDate 的赞助商。

我也喜欢订阅“Prescriber's Letter——中肯中立的建议：你可以相信药物治疗的新发展。”它是拥有最新的循证医学信息的月度简报，也是我真正付费的少数医学订阅之一。

将外脑(常用辅助资源)带到诊室

你猜怎么着？在你的患者面前查找信息是没问题的。查找一些信息总是比做出导致错误诊断或治疗的猜测会好得多。一般说来，你的患者不会小看你的——不管你相不相信，实际上一些患者会很喜欢你那样做：“哇，我的医生真的想确定他正在为我做最好的事情！”

如 David Voran 医生所建议的，“不要离开诊室去查找东西……用你的电脑去 Google、UpToDate 或 ZygoteBody 找到这些答案，并在学习过程中将患者带入”。

由于科学总是在变化发展的，所以没有人能永远跟上每个专题。有时，我打开一个医疗网站，只是确保没有出现治疗某顽固疾病的新进展，或确认我暂时还没有开过处方的药物剂量。我也会使用一些非医疗网站，如谷歌图片是我最喜欢的资源之一，我可以用它展现人体和各种疾病进程的图片。

Doug Meuser 医生使用一个小平板电脑在诊室为患者提供资源。“信息之美在于使患者能参与到自身健康的管理中。我们可以一起输入信息，并一同关注该信息。我告诉他们：这不只是我的观点，一些非常聪明的人也是这么给予指导的。”

我也喜欢使用一些关注患者的网站资源，如保险处方集、寻找专家和药品定价数据库(www.goodrx.com 对于现金支付的患者来说是一个检查医药费用的网站)。

明星医生应该在每个诊室都能登录互联网，这样他/她就可以立即获得有用的资源——如果你恰恰像我一样，刚进入办公室的时候，可能忘了刚刚想要查找什么东西。

行业的科学工具

像科学计算器取代了计算尺一样，互联网已经彻底改变了医疗预测和算法的使用。

这些基于网络的工具使医生能够快速预测并评估重要详细信息，如心脏病、中风、肺栓塞与骨质疏松性骨折的风险。这些工具帮助我们及我们的患者在使用药物前权衡风险和益处。

我们可以计算一个人的肝肾功能，确定泰诺毒性的风险，并根据踝关节、膝关节的 X 线显示来决定是否需要做进一步治疗。www. mdcalc. com 网站是个不错的资源，Jennifer Keehbauch 医生喜欢用 QxCalculate APP 进行医学计算。

作为明星医生，与其必须将所有这些复杂信息保留在你的记忆里（即使是在最好的时候，这也是不太可能的），不如可以随时获得 Doug Meuser 医生所称的“外脑”（常用辅助资源）。这些资源不仅可以提供重要的信息，而且还可以用来让患者了解他们自身的健康状况。

将科学工具用于临床工作

在医院里，大多数医学计算是用于正确开药或做出快速诊断的，如肺栓塞评估。在家庭医疗中，最有用的科学工具能让我帮助患者了解更多关于使用药物对自身健康的风险和益处。

例如，我喜欢使用 Framingham 风险评分，来帮助患者确定他汀类药物对降低胆固醇是否有益。将患者数据输入到表格中并确定 10 年的心脏病发作的风险后，我们可以重新回到计算模型中，将胆固醇水平调整至我们所预期的值，再看看如何使用他汀类药物。心脏风险的变化在帮助患者了解使用他汀类药物的潜在风险方面是非常令人信服的。

另一种可能是，有时风险其实很低，以至于患者可能选择不再使用他汀类药物。但重点是，现在他们有方法进行有经验且有意义的决策。

另外一种很赞的计算是骨质疏松教育基础(FORE)评分，以确定骨质疏松性骨折的风险。能帮助患者在看到骨折风险时判断服用药物的好处是否超过了潜在的风险。

科学证据不断促进新计算模型的进展和修正，进而促进疾病预测和治疗方案的评估。医生使用这些数据可以创建个体化治疗，并真正成为明星医生。

循证医学(EBM)的法律责任

循证医学并不完美。首先，很多医疗问题并没有良好的数据。其次，并不是每个人都是“标准病人”——尽管“证据”显示如此，有些人还是因为一些其他的健康问题可能并不适合某些治疗，并可能因为各种原因而不选择遵循指南，或不适应所建议的循证治疗方案。

这就是我们可以用来反驳一些人认为循证医学就是千篇一律的例子。医学并不是完全通用的，算法并不适合每一个人，医学绝对是一门艺术，也是一门科学。

最后，证据在不断变化。曾经的传统智慧到现在可能却是彻底的谬误。昨天，每个人都服用鱼油、补钙。今天，我们说补这些东西完全是浪费钱。那么明天会怎么样呢？没有人知道。

有时医生对于治疗方案的个人经验可能比目前的指南更有用。有时听从“内心微弱的声音”虽然违背了当前的指南，可能比严格遵守一个特定算法对她更有益。总之，明星医生首先必须关注病患关系，只要可能就应利用循证医学而不是受其羁绊。

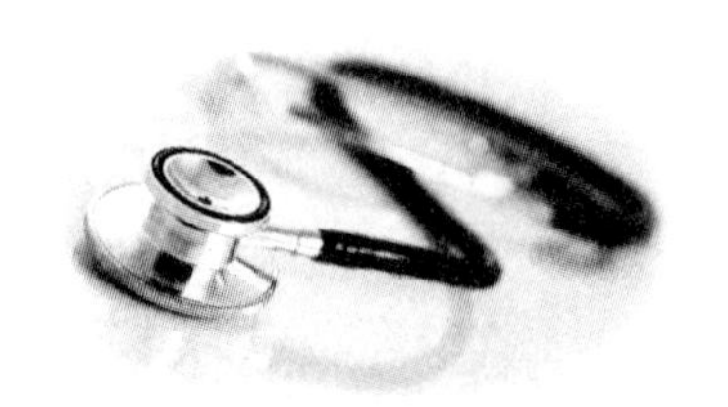

第四十章

寻找答案

实验室与影像检查

“每个医生都应得到他/她的患者所做的检查结果。”这虽然老套，但是绝对正确。

不要误解我：我喜欢让患者做血液检查。患者喜欢让人对他们的血液进行检查，而我喜欢探索血液检查结果出来后的秘密。发现甲状腺激素水平低或维生素B_{12}缺乏等一些可治愈的病是非常让人兴奋的！

然而，让患者做血液检查需要具体原因，医生需要寻找一个特定问题。如询问患者是否疲乏。总之，要通过各种手段，让我们来检查血常规、生化和甲状腺功能。

但是给仅有稍许不适、并没有关节肿胀或其他炎症性关节炎迹象的患者做血液检查，合适吗？这恐怕不是一个好主意。

除了进行不必要的检测外，当你得到一个意想不到的结果时，如自身免疫抗体(ANA)检测结果显示是阳性，你会做什么呢？让我们假设如果结果显示抗体滴度低，这表明可能是假阳性，检测结果也就可能没有任何意义，但现在由你负责的患者仍存在不必要的担心，这就会导致将会进行更多的检查，并增加更多的花费和焦虑。

这同样适用于影像检查。任何时候，我们在要求患者进行影像学检查时都是在冒险——比如CT扫描产生过多的辐射或对静脉造影剂的反应。因此，在给患者进行预约检查前，明星医生应该仔细衡量实验室检查和放射性检查的风险和收益。

为空腹血脂检查说句话

为什么？为什么我们必须折磨我们的患者呢？我们需要多少研究来证实空腹血脂检查并不优于非空腹血脂检查？[92]如果你不相信医生，你至少会相信一项得出相同结论的研究吧？[93]为什么即使化验单上表明“不需要空腹”，实验室还会将我的患者驱赶出去？我们要让检查变得更容易而不是更难，而让这一切开始的一个好方法是不要让我们的患者挨饿。

看患者而不是看检查结果——或者不要在7月生病。

这可是我在实习的那一年里得到的教训。那是凌晨3点钟，我正负责整个医院及急救室，我刚睡着，我的寻呼机就响了。“患者的血红蛋白为6，”护士报告说。精神恍惚中，我开了2个单位的浓缩红血球及一系列血红蛋白和红细胞压积检查。几小时后，护士打电话告诉我，首个H/H结果是血红蛋白11。

我惊呆了。2个单位的血液不可能把血红蛋白从6提高到11啊。由于实验结果的错误，我对患者进行了不必要的输血。

回想起来，我的错误是显而易见的。我没有了解患者的病史（任何可能出血的原因），我没有对患者进行检查以确定其在临床上是否属于严重贫血；哎，我甚至没让他们重新进行血红蛋白测定以确诊。

正如我在本书的开头所提到的那样，我已经犯了很多错误，而这是我诸多错误中的第一次。但我确实深刻理解了古老但很准确的“陈词滥调”：看患者，而不是看检查结果。

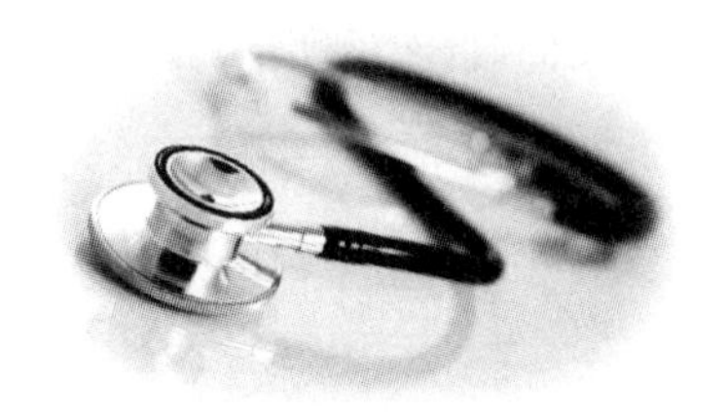

第四十一章

实践、实践、再实践

医疗服务的最佳工具就是实践。20 000 + 小时的住院医师培训仍然是不够的。那么，当你着手进行实践时，你该如何做呢？

我主张在实习期结束后，再到工作量大的地方工作几年，最好能有一个资深的医生在现场或者在你附近，便于你时常请教。实现此目标的方法之一是到医生短缺的地区工作，这对于一名新医生及该社区和患者来说都绝对是一种双赢。

第一个好处是，你可能因此而有资格获得诸如国家卫生服务署（NHSC）的项目，这些项目将为你提供贷款还款，只需要你用几年的服务来交换。别忘了，你在得到额外的贷款清偿时，照样是拿医生薪水的。可能不像你的同事开始时赚那么多，但你得到的经验将是无价的。此外，在遇到医疗事故诉讼时你将很可能得到豁免保护。

我实习期结束后，就在一个联邦资质健康中心（FQHC）卫生专业人员短缺地区（HPSA）工作了 6 年。我把此次经历称作二次实习，因为在那里的第一年，我所学到的东西同我在以后的培训中学习到的一样多。虽然很艰难，在没有主治医生或专科医生的日常指导下，我也必须照顾那些病得很重的、无保险的患者。我学会了跳出固定模式去思考。同时，我花了很多时间在医学网站上学习，研究如何最好地评估各种健康状况。

我通常还做了很多在一些传统私人诊所中碰不到的活儿——像缝合伤口、去除鱼钩之类的异物，以及移除嵌甲等手术。我甚至还参与了低风险备孕和妇科医疗服务，如子宫内膜活检、放置宫内节育器(IUD)。

这里的环境让我能够涉及家庭医学的全部人群——从早产儿、所有年龄段的孩子到最年长者。我治疗过各种类型的慢性病——从糖尿病到 HIV 感染；并管理过各种急性疾病——从感冒到过敏反应。我甚至曾经有次要在诊所接生。我还指导了一位医生助理和几名高级实习护士，而这些在我实习期间，是从未经历过的。

幸运的是，在这里工作时，我确实得到了其他几名医生的支持，这真的给了我信心，尤其是在紧急情况时，因为当地的救护车通常要 45 分钟才能赶到——这些是经常发生的。令人惊讶的是，几年之后，我成为了新来医生的导师！

正如 Carrie Gittings 医生(曾有国家卫生服务署经历、现为一家社区诊所医疗主管)所说："信心的铸造需要时间和实践，并且乐于在必要时向更有经验的医生请教。"

Jennifer Keehbauch 医生在其职业生涯早期，曾在军队接受了类似的大量实践。"我当了 3 年的全科医务官，"她说道："起初我毫无头绪，但我不断读书、询问我的伙伴，最终我学到了很多。"

另一种获得经验的方式是考虑兼职。一些住院医师培训基地允许第三年的住院医生在周末时参与急救中心或医生诊所的工作。准确地说，我当时就曾在私人医生诊所做过急症处理，并在一个大学健康中心实习过。即使是现在，我也会为当地的临终安养院做一些兼职，以提升我的姑息治疗技能。还有一种获得病患照护经验和信心的好办法是在那些为无家可归者或其他弱势群体提供免费医疗的诊所当志愿者。Jennifer Keehbauch 医生在她的实习期内曾经在"无家可归者的医疗保健机构"做志愿者，"它激励了我要为缺医少药人群服务一辈子。"

不管你怎么做临床：实践、实践、再实践。

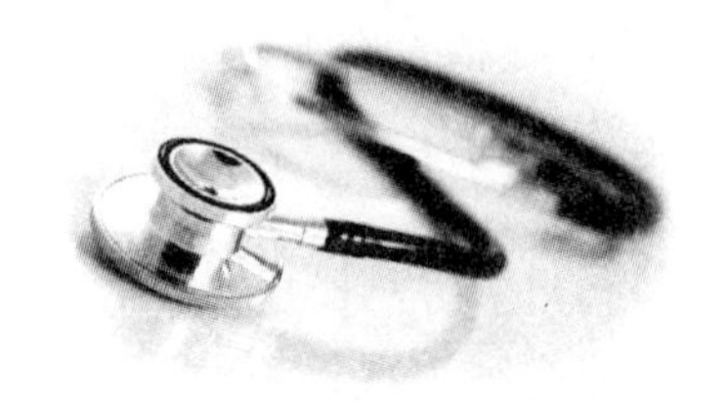

第四十二章

与会诊医生和医疗小组一起工作

有时候尽管家庭医生尽了最大努力，但在诊治某些疾病时还是需要专科医生。家庭医生的一个重要技能是决定何时该转诊，以及如何与他/她的会诊医生沟通。

一位明星医生不能在没有充分理由的情况下将患者转给专科医生。一般来说，家庭医生都应该接受过培训，能够应对工作中80% ~90%的医学问题。

由于在很短的就诊时段内要看太多的复杂病患，因此就很可能会出现糖尿病、高血压和高胆固醇的患者被转诊到内分泌、肾病、心脏病专科的情况。虽然将你的患者送往众多的其他专科医生处起初看似更容易，但这种类型的转诊会导致碎片化的诊疗、重复性的检查，并最终会给你带来更多烦琐的工作，因为你得执行多个会诊医生提出的诊疗计划。

我曾经遇到这种情况，我的会诊医生将我的患者转诊给其他专科医生，而直接越过了我这个家庭医生。“嗯，我知道你已经对‘尿频’做了检查，我会让我的泌尿科同事再看一下。并且你提到的足痛问题也最好由足病科医生来处理。”我称此为“弹球游戏机转诊”，我不认为这样做能为患者提供很好的服务。

家庭医生的责任是在临床确需转诊时及时转诊。一个明星医生应清楚自己的局限性，即“知道自己不知道”，而不让自负阻碍了适宜的转诊。

仔细选择你的接诊医生

“我很喜欢你推荐给我的医生！”或者：“那个医生没有听我说——你为什么要把我推给他/她？”对于这两种表达，你更喜欢听哪一种呢？

虽然这听起来像是一个愚蠢的问题，但这是我们在医疗工作中每天都会面对的一个场景。患者通常会评价我们的转诊，明星医生不仅要考虑谁有最好的临床经验，而且还要考虑谁对待患者得体、关系融洽。

Emily Nabors 医生说：“我会把我的患者转诊到我会去或者会让我家人去的医生那里。如果我的患者对这些医生产生抱怨，我就不会再往他们那儿转诊了。”如果可能的话，她还会亲自去了解她的专科医生，这样她就可以在必要的情况下给他们打电话询问有关问题。Roberta Chung 医生也喜欢与她的同事们建立好关系，“如果我得到了专科医生的手机号，这很可能就是一个好兆头。”

与我交谈过的所有的家庭医生都一致同意：从专科医生那里获得及时的信息是非常必要的。

协助转诊

当我要把我的患者转诊给专科医生时，我会让我的诊所工作人员协助安排预约，并确保患者获得所有必要信息，包括诊所电话、地址，若有必要还会附上地图，并在预约时提供一份该患者的病情记录复印件。Nabors 医生表示同意，“当患者仍然属于你的时候，认真对待每一次转诊。”

我还喜欢把患者信息传真给接诊医生——将接诊医生所需要的能够帮助患者的信息提供给他们，这一点是非常重要的。明星医生还会准备一份详细说明转诊原因的转诊信。

尊敬的神经科接诊医生：

感谢你接诊琼斯夫人。虽然已经接受过X、Y和Z的治疗尝试，她仍有严重的偏头痛。她五月份的磁共振检查正常(如附件)。非常感谢您对其进一步治疗的评估和建议。

诚挚的，

明星医生

我一直要求我的患者在看过专科医生后再与我安排一次复诊。这样会让我知晓患者对医嘱的理解程度，我可以科学地解释以帮他们澄清误解，以利于促进治疗和适当的复诊。

在专科医生提供了有价值的帮助后，家庭医生就应是患者医疗服务的最终促进者。让你的专科医生知道你想清楚了解所有诊疗计划是非常重要的，比如：得到化验或其他检查结果以及通知你即将进行的住院、手术或其他侵入性操作。相应地，我们也需要将我们的记录和检查结果发送给该患者的专科医生团队。

明星医生会让专科医生一方的事情变得容易——向他们提供你的电子邮件或手机号码，以及如果另一名医生打来电话让你的工作人员立即通知你，这些都是很有帮助的。

以我的经验，大多数专科医生都高度重视与家庭医生的关系——不但将其作为转诊来源，而且还将其看做卫生保健小组的一名成员。

明星医生转诊——物理治疗

我在当第三年住院医生时，曾受命去墨西哥支援。这个小组包括几名医生、一队牙医和2名物理治疗师。作为年轻医生，我当时无知且傲慢，我曾心里自问，对于那些我们此行前往的小村庄里身患重病和贫困的人们，一个物理治疗师能为他们做些什么呢。

在一个校舍改建的小楼里花了几个小时发放多种维生素、驱虫药和小包装的泰诺后——我们实际能做的也就是在发放我们有限的资源——我走到小楼外面，看到一群激动的当地人围绕在一个双腿被截肢的男人周围。物理治疗师正在设计一套定制拐杖，而这个男人借助这套拐杖迈出了他多年来的第一步，再也不用在地上匍匐前进了。他的脸上洋溢着欢乐，他的家人也同样在欢呼鼓掌。物理治疗师运用他们的技能改善了患者的生活。

之后，我看到一排工人在物理治疗师的指导下学习伸展运动来缓解他们的颈背疼痛时，我的傲气再一次被打落下来。我刚刚分发的止痛药可能很快就被用光了，而物理治疗师传授的经验却可以使患者受用一生，甚至可能会被传授给其他人。

优秀的物理治疗师千金难求。我保留了当地治疗师的名单，并将我的患有关节疼痛、肌肉痉挛、慢性疼痛、平衡问题、无力等症状的患者慷慨地转诊到他们那里。因为物理治疗师不仅能够给予理疗，还可以为患者提供在家锻炼和终身保健的重要方法。

对我的转诊，我仅仅是请求“评估和治疗”，从来不下达治疗医嘱。我很早就认识到，物理治疗师对他们的工作远比我在行。

Doug Meuser 医生，一名运动医学专家，在佛罗里达大学学生健康中心创立了一个内部物理治疗中心，因为他认为物理治疗太重要了。“获得优秀治疗师，他们能为你的患者看病并能让他们出院——关键是能使患者真正康复，最终回到全科医生团队。”

健康管理团队

如果没有团队的努力，我们是不可能照顾好我们的患者的。我们需要职业治疗师、言语治疗师、病案管理员、社会工作者、心理医生以及其他诸多健康管理团队成员。事实上，在许多场合，我都希望有一个优秀的社会工作者和心理医生，来帮助患者处理遇到的诸多挑战和障碍。

作为一名医生，我可以整天写处方和转诊，但如果患者不能支付药费、不能去药房或不认识药物标签，那么我所有的努力都将白费。

一个明星医生知道健康管理团队的重要性，并学会利用这些资源。连同我的物理治疗师名单一起，我还保存了一张名为“健康管理资源”的文档（如表42－1），里面包含了诸如政府、私人机构、宗教组织等各种机构的电话号码和网站信息——任何我认为可能提供援助的人或组织我都会记下来。

有时候，对于患者来说，最困难的地方是从哪儿开始，而有一个电话号码就能帮助他找到正确路径。

表42－1　健康管理资源表格样本

州县卫生部门
地方诊所
可议价实验室
妇女健康——计划生育
健康保险信息：www.healthcare.gov
残疾人信息：www.ssa.gov/pgm/disability.htm
地方/县精神健康中心——危机服务处
美国精神健康——危机#1－800－273－TALK－ www.nmha.org
戒酒者互诫协会
匿名戒酒者协会——www.al-anon.org
国家精神疾病联盟
处方药援助：
处方药援助协作－www.ppai-x.org
药品援助项目
好市多超市、山姆会员店——可能非会员身份也能使用的药房
大众超市——可以获得免费的赖诺普利、二甲双胍、氨氯地平和一些抗生素
联合劝募会：211
戒烟：美国佛罗里达州戒烟热线1－877－U－CAN－NOW
苏珊·G·科曼乳腺癌：www.komenswfl.org
地方临终安养院

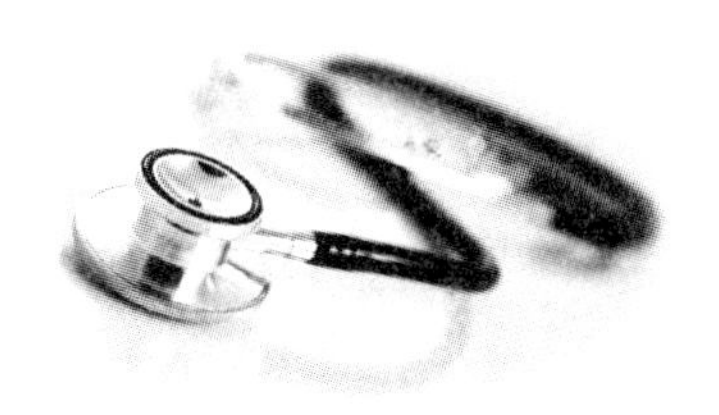

第四十三章

管理住院治疗

全科医生可以选择只在医院里工作(Hospitalist)或只做诊所。事实上，大多数家庭医生——这一比值达67%——(全科，内科和儿科)仅待在诊所，并仅依靠医院医生来管理医院里的住院患者。[94]

许多医生会发现同时管理住院患者和门诊患者是不切实际的，特别是在平衡工作量方面，比如不断往返于诊所和住院部之间的压力(以我为例，从我的诊所到医院有30~40分钟的车程)、来自医院工作人员不停的电话，导致关注诊所治疗的时间更少。加利福尼亚全科医生的一项调查显示，68%全科医生认为设立住院部医生真是一个“好主意”。[95]

不利之处在于，我们可能会觉得在患者最需要我们的时候却抛弃了他们。住院部医生并不总是能够像全科医生那样熟悉和理解患者的状况，这样我们就要承担沟通问题的风险，尤其是在患者出院时的治疗过渡时期。

在需要有住院部医生的帮助时，制定复诊计划，以确保患者在返回诊所时能有良好的沟通和治疗过渡，是明星医生此时成功的关键。[96]与住院部医生共同照护患者时，有三个主要目标：

1. 当患者住进医院时，我们需要即刻知道，以便向住院部医生提供相关信息。

2. 我们需要及时了解患者出院的时间，以便确定复诊。

3. 我们需要住院记录，以便能适当地跟进医疗计划。

入院

理想情况下，你所在的地方急诊部门应该有一个系统通知全科医生他的患者住院的时间。如果你选用了住院部医生并且尊重了你对住院部医生团队的选择，该系统中还应该有你的住院部医生的名字。在我看来，最好是使用一个医院小组，以便你能了解你的住院部医生团队。一旦你建立了某种关系或者“混熟了”，沟通就容易多了。

你的住院部医生也应该通知你的患者已经入院。一项医生偏好的研究显示，最受欢迎的通知方式是电话通知，尽管我发现短信可以很直接且简洁。等待住院部医生传真一份病史与体格检查结果给你并不是好方法，因为接到那些信息可能会需要几天时间。这对于传送至关重要的患者治疗信息来说简直是浪费宝贵的时间。我还试着教我的患者和他们的家人给在诊所的我打电话，如果他们已经入院的话。

一旦你知道你的患者已经入院，你可能会想着将最近的诊所记录、检验结果、影像报告、专科医生姓名等信息传真给你的住院部医生。这将有助于他尽可能地了解你的患者的情况，避免重复检验，并能保证后续治疗时在同一医生组之间转诊。如果我将我诊所的一位患者送去医院，我会给他一份这方面的资料，并让他转交给住院部医生。

出院

虽然在你的患者出院时做好复诊一直是很重要的，但是从经济上考虑可以让患者在出院后两个工作日内复诊。为什么？因为新医保的“延续护理”法规现在会为我们所做的工作给予报销，如促进家庭保健或治疗转诊、对药物进行说明、审查记录等，只要是我们遵循了具体的要求，包括为期两天的沟通原则(请见“延续护理协议”)。

如果我们在患者出院三天后才发现其出院——你可能仍会做延续诊疗工作，但是你要跟额外报销说“拜拜”了。所以反复向你的医生团队强调在你的患者出院时必须立即通知到你，变得尤为重要。再次强调，一个电话、一条短信或一封电子邮件可能比等待一份传真报告更受人青睐。

医院记录

就像 Shandor 医生先前告诉我们的那样，“病历是神”。然而，当你在诊室为你的患者看病时，很可能他的出院小结还没有准备好。这是很典型的情况，因为医院团队可能还没有完成记录。事实上，研究表明，有关某些医疗机构的出院小结平均会滞后 3 个星期。[97]

我通常会让患者在出院后接受复诊预约时签署一份医疗授权书，并在一周之内安排下一次复诊，以便我理解所有相关问题并就治疗计划与患者进行沟通。

明星医生出院小结要素

- 出院后用药(及改变用药原因)
- 出院诊断
- 手术结果或异常实验结果
- 所需预约或其他复诊
- 待检查项目
- 专科医生会诊和结论

延续护理方案

免责声明：啊，医保。他们付账单，所以他们就制定了法则。也就是说，文档编制和编码的错综复杂一直在改变，因此，在对任何服务进行编码前要从 CMS 处检查最近更新。[98]

还好，医疗保险已经决定对我们为最近住院的患者所做的工作给予报销。而所面临的挑战是，我们必须遵循特定的要求以获得该笔报销费用。

如上所述，对于延续护理问诊的首要要求，就是必须在患者出院后的两个工作日内与患者取得联系。医生或其医疗团队成员也可以这样做。联系的方式可以包括电话、电子邮件或面对面。

其次，必须在出院后的 7 ~ 14 天内进行面对面复诊，具体时间取决于医疗的复杂程度：

- CPT 编码 99495——适度医疗决策复杂度的延续护理管理服务(出院后 14 天内要进行面对面会诊)；
- CPT 编码 99496——高度医疗决策复杂度的延续护理管理服务(出院后 7 天内要进行面对面会诊)。[99]

有意思的是，必须在患者出院后第 30 天提交报销编码。记住，不是第 29 天也不是第 31 天，而是第 30 天。想获得更多关于报销和编码的解释，请参见 CMS 延续护理管理事实表。

延续护理跟踪表

创建延续护理跟踪表(如表 43 - 1)以确保符合医疗保险合理报销规定。我们每天都要做个标记以确保我们能紧跟时间表。当然，所有的一切都会返回来通知你患者已经住院治疗了！

表 43 - 1 延续护理跟踪表样本

患者姓名	出院日期	联系日期	诊所服务日期	开票日期
Mary X. Smith	2/5/2015	2/6/2015 - 电话	2/12/2015	3/5/2015
John Z. Doe	3/1/2015	3/2/15 - 留下语音留言 3/3/15 - 给妻子留下信息	安排至 3/8/15	(4/1/15)
Jack Jones	5/2/2015	5/4/15 - 家里没有人接电话或没有电话号码		(6/2/15)
Jane Rogers	尚未确定			

为急救做准备

关于急救措施就说一句话。急救情况肯定会发生，因此对可能情况设定方案并与工作人员一起演练是至关重要的。我为前台和护理人员创建了急救方案表，对紧急情况和通过 EMS 将患者转移到急诊室所需的具体任务做了划定(如表 43－2)。

表 43－2　急救方案表样本

电话急救患者：
急性胸痛、急性呼吸急促、昏厥、中风症状……建议患者拨打“911” 如遇疑问，询问明星医生，或若不愿涉险请拨打“911”
直接走进来患者：
立刻告知明星医生如下信息： 急性胸痛 呼吸困难、呼吸急促 剧痛 中风症状(不能说话、虚弱、失去知觉)
“911”方案： 明星医生建议拨打“911”
前台任务：
拨打“911”电话 打印出患者一般信息表　　做份医生或 EMS 小组需要的心电图和任何相关数据　　派代表到楼下迎接 EMS 小组并陪同他们上楼　　按照请求通知患者家属或朋友
护理任务：
若患者胸痛，速做心电图　　获得完整生命体征，包括氧气饱和度和疼痛范围　　带来氧气和导管　　如有喘息，拿来雾化器和药物　　把阿司匹林、硝酸甘油带入房间。

急救药物

柜子里备有合适药物对明星医生来说是必不可少的。你的急救包(或急救推车，如果有的话）要包含你能想到的为应对可能的诊所急救所需的一切东西。放置肾上腺素（可能是以特殊注射器的形式）、胰高血糖素（纠正低血糖）、咀嚼阿司匹林、含服硝酸甘油、苯海拉明等等都是良好的开端。你也会想要有至少两个含有沙丁胺醇和异丙托溴铵的雾化机（在寒冷季节时）用以消除喘息，以及几个氧气罐。

为了更方便患者，手头上最好有片剂或液体形式的泰诺或布洛芬。我还为患有哮喘的孩子们准备了液体泼尼松，以便他们在诊所就能首先服用。口服类固醇也能降低链球菌性咽喉炎的痛苦[100]——我经常会在诊所让患者服一个剂量。调制一杯胃肠“鸡尾酒”是非常有用的：半流体利多卡因（仅适用于成人）、氢氧化铝或碳酸钙制剂的抗酸药和一种胃肠道解痉剂可以缓解反胃或肚子难受。

其他有用且需准备的有注射抗炎药，如酮咯酸（痛力克）；类固醇，如甲强龙；注射止吐药，如异丙嗪；以及注射抗生素，如头孢曲松（罗氏芬）。这些有时可以让你的患者免于到急诊科或医院。

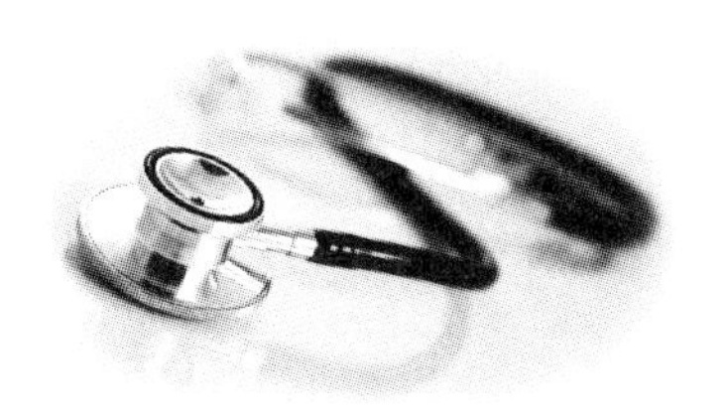

第四十四章

明星医生常用图表

正如我们前文讨论的延续护理那样，医生花了大量的时间来跟踪患者和记录治疗方案。医学“图表”可能是现代医学实践中最受鄙视的东西之一。我是说图表而不是文件，因为作为医生，我们只理解并接受创建书面文字记录的想法；正如我们大部分人在医学院里最初学习的一样，SOAP（主观、客观、评估和计划）记录对患者医疗服务很有用。

另一方面，图表是完全不同的形态。作为参加保险和政府项目的必要恶习，图表已经成为了一连串讨厌的清单和用来满足不断增加的监管要求的“认证”。将系列的屏幕变换和诸多“框体点击”加入到电子健康档案（EHR）元素中，无疑又增加了大量的用于数据录入的时间，而这些通常是与临床不相关的，并降低了医生对患者直接诊疗的关注。事实上，《美国急诊医学杂志》表明，急诊室的医生在数据录入上比在直接诊疗患者上花的时间多得多。[101]

由于政府指令（曾经是“激励”）不断增加要求，以显示电子健康档案的“有意义使用”（MU），因此系统变得更加繁重，以至于需要医生要么花更多的时间在电脑上录入数据，要么雇用其他工作人员来“填框框”。毫不奇怪，医生到头来花在看电子健康档案上的时间比他们花在给患者看病的时间还多，这就导致与患者互动变得意义不大了，而会花更多的时间在我所说的“无意义使用”上。

明星医生必须在利用现有资源的前提下，想出一种既能优化患者管理，又能最大限度地减少花在电脑上处理图表的时间。考虑到更繁复的电子健康档案系统、更复杂的患者和更少的人员协助，这项工作可谓特别的有挑战性。

Carlos Portu 医生与患者在他的诊室时，他会忽略电子健康档案。“在和患者见面前，我会让我的工作人员打印一份最近的记录。我一走进诊室就会放下纸和笔，坐下来，直视患者，仅仅与他们交谈。我甚至不会登录电脑。”

虽然 Portu 医生承认患者图表是“很好的平衡”，但他发现在患者面前减少对电脑的使用能更多地关注患者。“偶尔，我会几件事情一起做，给患者开药或指导检查，但当我与患者同在诊室时，我尽量不口授或完成记录。”为了跟进以前的信息，他的工作人员会提前为问诊做好准备，并提供给他近期检查、影像或会诊医生记录等打印形式的副本。

为记录当前的问诊，Portu 医生会用“我自己的速记方式”记录在纸上，在看下一个患者前，他会将记录带回到办公室并予以完善。

Easton Jackson 是犹他州西谷市的全科医生，他认为：“如果我有一个更新的问题列表、准确的用药记录和过敏清单，以及能够查看实验室检查、辅助检查结果和预防服务的提醒系统或备忘录等等这些我所需要的，我就不需要他们在 1996 年 11 月的糖尿病随访的详细情况。”

其他一些医生在诊室问诊期间会大量地使用电脑。在复查相关信息时将电脑显示器面向患者能让患者参与进来。David Voran 医生说：“将患者的求助列入问诊记录中能够让患者参与进来，确保他们对填进表里的所有内容都是认同的。通过与患者坐在一起、更新问题列表等来开始问诊——确保他们与你肩膀齐平，并看着你所做的一切。”

虽然大多数医生都认为电子图表是一种障碍而非提供帮助，但是有办法让文档形成稍微容易一些。

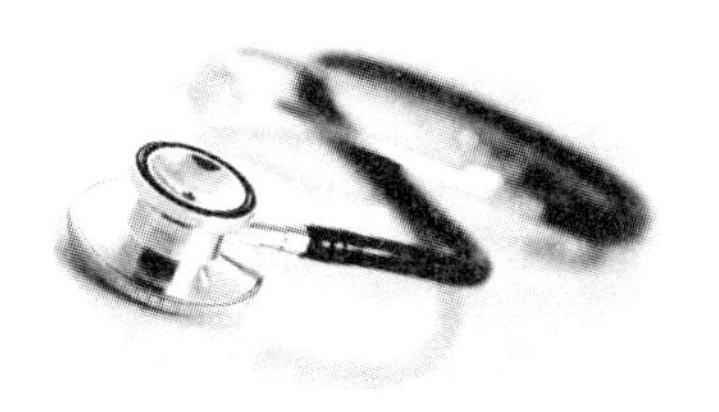

第四十五章

明星医生图表秘诀——高效笔记记录技巧

复制粘贴

尽管对“克隆”笔记的担忧正在上升，使用复制和粘贴形式的图表仍然是非常有效的，特别是对于数种慢性病的复诊。

复制与上次、上上次、上上上次问诊相同的笔记，不仅是具有欺骗性的，而且对你自己和你的同事也都是不公平的。没有人愿意浪费时间浏览全是无用的重复信息的记录。然而，在对笔记进行适当编辑时，复制和粘贴则在确保复杂的医疗护理得到充分管理以及跟踪众多“计划任务”时能够有效节省时间，它们也是我日常从业中经常使用的制表工具之一。

Roberta Chung 医生大部分是通过敲一个个键盘来做表格的，不过也使用复制和粘贴技术。“我为复杂的内科患者创立了详细的评估和计划，我将上次问诊保留下来的记录运用到此次案例中。然后，我会键入和编辑一些信息，以保证此次的问诊信息的准确性。这种方式并没有降低工作质量，我可以对预防性管理进行跟踪，并每次都能给自己提醒。”

Ariel Cole 医生，一名家庭医生，专攻老年病学，他认为：“将最近一次的患者记录作为治疗指南，对于随访有很多医学问题的老年人是非常关键的。”

使用模板及“快速文本”

对于各种医疗问题，许多电子健康档案都有模板或通用数据录入部分——包括预制的和定制的。使用模板的好处是能减少打字和拼写，能够只“数”一下项目数量即可完成报销编码。缺点是：有时这些模板相当通用，并不总能描绘出患者问题的全貌。若医生自己能够使这些模板个性化一些，它们往往又是最有用的。

“我喜欢创建模板，特别是对于慢性疾病”，Portu 医生说道。他还喜欢创建快速文本或短语，在他语言输入或者键入几个字符时，这些文本或短语会自动填充，真的节省了很多时间。

Doug Meuser 医生也同样喜欢使用模板。“组织你的大脑做重复的事情是很重要的，这样你就不会错过重要的事情。”他基于循证指南创建了模板，就像欧洲心脏学会和国家联合高血压委员会(JNC-8)一样。“如果它是可重复的，就不要再每次都重新键入。只要确保有就可以。使用电子健康档案来每次提醒你做正确的事情。”

使用模板的另一个好处是，一些电子健康档案可以将模板中的数据点运用于报告中。“将数据输入到一个好的电子健康档案中真的很有帮助——你可以运行报表、创建流程图、显示检查结果的变化趋势，还可以提供患者的‘草图’——里面有很多有用的信息。”Jennifer Keehbauch 医生说道。

使用医学抄写员

一些医生已经开始将医学抄写员纳入到诊所办公中，而一些急诊科医生已经这样做很多年了。由于医生要查看患者病史并进行体检，所以医学抄写员要将数据输入医疗档案中，且通常是以电子的形式。抄写员每小时工资为 10 ~ 20 美元，仍有许多支持者称，投资回报是多方面的，例如，由于医生不需要花太多时间在文档编制上，这样做就提高了医生看更多患者的能力。[103] 抄写员对于那些不会使用高科技的，以及那些不会使用键盘的医生尤其有用。

John Gross 医生是一名家庭医生，同时又是安东尼全科医疗以及一家合格的患者中心医疗之家的医学主任，他在过去这些年一直在使用医学抄写员并取得了很好的效果，“我一直是在一天结束后，让人把患者记录做好，而不是让它们堆积起来。”

对医学抄写员进行了测试之后，我个人发现文档编制变得快得多而且容易得多。我的诊室里有名医学助理与我一起办公，当我拿着病史记录并口述体检发现时，他负责敲击电脑键盘。我还为自己备了另外一台笔记本电脑，以便在医务助理用台式电脑制作图表时我能复核这些资料。有趣的是，我不能复核当前的电子健康档案数据，因为它不允许两个用户同时看该患者病历的内容！

在使用抄写员时，我所遇到的挑战包括难以让其他工作人员接受，这些人会因为额外的责任感到劳累过度。仅为此目标雇用一个单独的抄写员可能比较不错，尽管此人会需要大量的培训。我发现，患者非常能接受我使用了抄写员——我几乎没有收到来自患者关于在诊室多了一个人的负面反馈。

听写和转录

许多医生使用听写来记录笔记。传统的听写记录装置，由打字员负责打字，并因其具备的准确性受到许多医生喜爱，但这种装置可能很昂贵。计算机化的听写程序，最常见的是“声龙听写”（Dragon Dictation），是非常有效的，但是医生必须接受一些强化的训练。

“就像其他任何事情一样，在最开始你投入越多的时间来建立模板并了解了所有常用的药物，在之后就会节约你越多的时间，”Portu 医生说道：“如果在一开始你就不这样做，那么在接下来的工作中，你将要不可避免地花费十倍的时间去做同样的事情。”

Emily Nabors 医生是在诊室里仍然使用录音服务的少数幸运者之一。“在每次接诊后我都会完成录音，”她说：“只有在这时我才最了解我的患者。如果我回来得比较晚，而我已经忘记了一些内容，那就会花更多的时间。这就是最有效的方式——无论我落后多远，我都要完成我的录音。虽然很难，但在一天结束时我就完成了，然后我就可以回家了。”

看完每一个患者后我都努力完成患者记录，因为我担心以后会落得更远，但我不得不承认，Nabors 医生真的是100% 正确。我强迫自己“及时”完成患者记录的时候，我想尽办法在白天就完成大部分病历表，而不是留到晚上或者是在这周的剩下几天时间内不断追赶，甚至堆积到周末。

声龙听写™的秘密

为听写程序配置合适的设备是非常重要的。虽然价格昂贵，但质量上好的传声器对于获得良好的语音识别是必需的。Doug Meuser 医生采用了自带放音机的专业麦克风，让他能够完美地进行安置且不用手持，无须再佩戴让人很不舒服的耳机。“起初，人人都取笑我，但现在我注意到大多数医生都在使用同样的东西。”

必须定期对此听写系统进行“训练”，我还发现似乎每周运行一次精度优化器功能会对听写结果有了些改善。我还了解到，声龙软件并没有对叫喊做出很好的回应。

在创建经常使用的短语模板方面，声龙是非常有用的，如病毒感染的通用治疗方案(可能是病毒性的上呼吸道感染，如休息、液体、非处方药)。这样的模板我有几百个。然而，一旦你对该系统进行训练，一定要对你的数据进行备份！我无法想象有比因系统崩溃而导致你失去了数小时的工作成果更让人心烦的了。

在转录过程中，要注意那些愚蠢的错误——声龙软件经常会将“he”转录成“she”，将“will”转录成“we’ll”，我试了无数次都证明如此。而且它喜欢使用“C”而不是“see”，永远不知道何时使用“due”或“do”。这类语法错误绝对会让患有强迫症的医生几近疯狂。考虑放弃吧——我创建了一个声龙模板，并戏称为“坏蛋电脑”。“此病历是使用××电子健康档案生成的，并部分是由××听写程序听写的。尽管口述医生已经竭尽全力，仍然可能会有语法或句法错误。”

文档——底线：搞定它们

最终，文档是成功的患者诊疗的关键。你完成患者病历越快，你就会越快乐——我就是这样。拖延只会更痛苦，所以努力“及时”搞定你的患者病历。

明星医生窍门：

尽量及时完成你的患者病历

在制定诊所病历时，明星医生会思考谁会查阅患者病历，并从中受益。

1. 你自己。在你给患者看病时，病历会提醒你正在思考的内容，病历还能向你描述鉴别诊断。注释有助于你创建随访方案——“如果是这样，那么就那样”——以及任务列表。当你的工作人员有疑问时，它还能作为指南，“查看病历去”。

2. 你的员工。你的员工应该能够使用你的病历，以备接下来的诊所服务、了解临床计划并回答打电话询问的患者问题。如果你的受过培训的员工可以自己去检查上次的病历而不是来询问你相关问题，那么你将有更多时间来为当前的患者服务。

3. 你的同事。所有会用到该信息的医生都会对书写清晰的病历表示感激：不仅描述了治疗方案，还避免了不必要的重复工作。一个好的病历能让专科医生了解情况和咨询原因。当然，你永远不要在你的病历中批评其他医生！

4. 你的支付方。病历说明了病情需要，因此支付方才付款。可惜，大多数审核人，不是指医生自己，都不是在看你的医疗鉴别诊断和治疗计划，而是在数病历里包含的“要点”或元素（见报销和编码窍门）。当然，正如 Doug Meuser 医生所说：“说你所做的，而在病历中做你所说的。欺骗是不好的。”

5. 你的辩护律师。你知道那句古老的格言：“没有记录就是没有做。”在发生诉讼时，你的笔记是你最好的资源和保护。老生常谈：“风险、益处、替代选择、副作用等等都要与你的患者谈到。”

6. 你的患者。图表为患者的其他医生提供了信息，并向患者阐明了在就诊期间所发生的事情。如康涅狄格州最佳全科医生奖得主 Alan Falkoff 医生所说：“让你的患者能够完全了解医疗病历；给他们写会诊笔记；鼓励他们阅读他们的病程记录；通过门户网站，让他们能安全地直接访问你的电子健康档案，而且还不需要再打印或浪费纸张、油墨和打印机。一切都像看到的那样透明。”

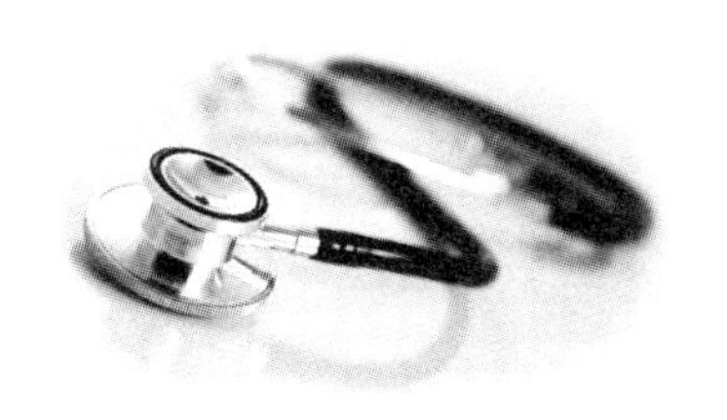

第四十六章

电脑要诀和技巧——让电子病历发挥效力

计算机设备

有效地使用键盘。我曾对我快速的打字能力沾沾自喜，直到意识到我对电脑键盘秘密的认知是如此之少。使用“Page Up”（到上页）和“Page Down”（到下页）按钮可快速翻页，而不是死握着鼠标。设置“热键”可快速打开经常使用的程序，如听写程序。还有很酷的键盘秘密，像“Windows + L”锁定屏幕、“Ctrl + X”剪切、“Ctrl + C”复制，“Ctrl + V”粘贴。我最近才知道“CTRL + Z”可撤销上次操作。

说到键盘，要让自己拥有个好键盘。不要使用公司电脑自带的过时键盘。掏钱买一个符合人体工程学的且为软键的无线键盘——你的手指会感谢你的。别忘了找一个无线光学鼠标！

你可以去找一个最大的电脑显示器——如果你能弄到两个显示器并排放，当然会更好。当我遇到慢到要花 20 ~ 30 秒才能“生成”诊所记录的电子健康档案时，我会在两个屏幕上都打开此程序，并让它们同时运行。这样，我就可以在一个病历表上进行工作，而让另一份记录慢慢生成。或者，我可以在另一个屏幕上查看电子邮件或查阅网络上的信息。

办公室人体工程学

人体工程学是如此重要，特别是当你被束缚在电脑上一整天的时候。不幸的是，IT 部门通常并不优先考虑人体工程学，所以可能你必须自己动手。在网上找一张坐在电脑旁时，你的身体应该看上去样子优美的图片。尽量让你看着像图片中的那个小人物——膝盖在 90°的顶角，这可能需要将你的脚支撑在脚垫上；放松肩膀，肘部弯曲 90°，手腕稍弯曲——你可能需要把你的键盘放置在拉出托盘上。你的目光应该望向显示器屏幕的顶端——我的显示器是靠《哈里森内科学》支托的。我知道这本书在医科学校毕业后可能是个好东西。别忘了良好的腰部支撑(我用的是在亚马逊网站上买的 MacKenzie 腰部支撑圈)。尽量让你的椅子上有扶手，最好是有缓冲垫的，避免产生鼠标引起的尺骨神经病变。

诊室照明

你诊室的那些荧光顶灯易诱发偏头痛，并且不利于文书工作。购买几个台灯或落地灯，最好配的是自然光灯泡。试着把它们安装在适当角度，以减少照射在电脑屏幕上产生的眩光。

电子健康档案时代的心理健康

- 尽量不要成为图表的完美主义者。运用电子系统时要接受如下事实：你的笔记看上去会像是三年级学生写的，笔记中有各式各样的字体，有大小各异的、不规则的字距和模糊的用于表达真正有用信息的无意义的元素。努力将笔记“修复”成看上去专业通常是徒劳无益的。牢记一点：“我作为医生的价值不是由我的电子健康档案决定的。”

• 要一直想着如何比计算机系统更聪明。当药店一直打电话给我只因我的电子系统一直默认昂贵的原研药时，我在最喜欢的药物清单上保存了一份免责声明:“电脑会默认左甲状腺素钠片，请填写左旋甲状腺素。”有关多西环素的处方(这在以前我可以只写为“多西环素”)，我会输入“多西环素单水物或盐酸多西环素都可以使用。”或当对处方范围有疑问时，我写道“根据患者的保险方案不同，可以使用舒喘灵 HFA 吸入剂或舒喘灵 HFA 替代物。”

• 使用免责声明。这样做也许不会有什么不同，但会让我感到舒服一点。在我的病历底部，在我听写时，我会插入一个称作“坏蛋电脑”的简洁快速文本，“此文本是使用××电子健康档案创建的，部分是由××听写系统听写的。尽管编制文本的医生尽了最大努力，但仍可能存在一些语法或句法错误”。

• 寻找积极因素。是的，是有一些的。电子处方可以使药品续方变得更快且更容易；过敏检查可以防止错误(只要我们不屈服于警报疲劳)。并且，嘿！真的有人阅读你的文章。

所以，我们在这里不断地解决不合格的计算机系统问题，以及构成卫生保健系统的大量的日常问题。我们花费在这上面做出大量的工作、耗费大量精力几乎成了一种老习惯——我们通常都没有意识到这已经远远超过了我们对患者的照顾。有时我们甚至牺牲自己在文书工作的平台上，早晨要比其他工作人员早到、晚上很晚离开、度假时仍然忙于图表……听起来熟悉吗？为了成为一名明星医生，我们必须提升自己的职业能力，并避免低估自己的工作。

明星医生法则 11：

不要低估自己的工作

还记得全科医生要进行的 20 000 小时的训练吗？我们是相当专业的，因此，我们应该将我们受到培训的水平展示出来，同时要争取得到最高的报酬。例如，在你能进行简单的活组织检查时，为什么要将你的患者转送给皮肤科医生？为什么送患者到骨科医生那儿做关节注射？做这些事对我们整天都在处理的慢性疾病管理工作来说，也是一种完美突破。

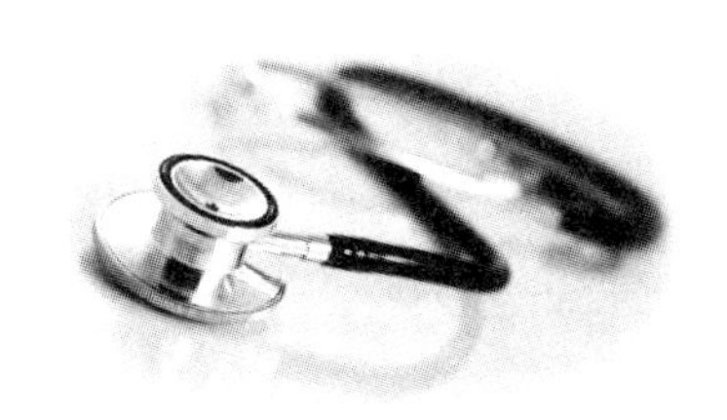

第四十七章

诊所手术操作和伤口护理

为什么医生不想做诊所手术操作呢？我们有过适当的培训和所需要的器械，手术操作对于患者的治疗是非常有意义的，不但能够得到可观的经济回报，而且简单有趣。

想想看，你可以在更短的时间内去除皮肤损伤部位或做膝关节注射，并有更好的收入，而这远非任何常规的诊所服务可比。最重要的是，患者会很高兴，因为他不需要花时间和另外的费用去看专科医生。

明星医生能够进行常见手术操作，如皮肤活检（刮除、打孔和切除），嵌甲切除，关节腔引流和注射，脓肿、囊肿、甲沟炎的切开及引流，轻微裂伤修补。更简单的操作包括用虹膜剪切除皮肤结节、烧灼脐带肉芽肿或用液氮喷雾治疗疣。

对一些医生来说，在诊所内做美容手术是一个很好的突破，并从经济上满足了适合的患者人群。就我个人而言，我不会选择美容服务——作为黄金法则的信徒，我更愿意看到一个专业机构认证的面部整形外科医生，而不是像我一样的面部整形医生。但是每个人都可以各持己见。

成功的关键是诊所内进行的每一个手术操作都有一个既定方案。

1. 确保你精通操作

如果在实习期内你没有机会参与很多手术操作，那么在继续医学教育会议上会有很多为你准备的课程。例如，我在一次家庭医学会议中学会了如何进行肩关节注射——教学讲座之后，我们有机会在外科专家的指导下在人体模型上进行实践。获得专业知识的另一种方法是寻找一个在诊所做手术的医生导师。就像他们在医学院教我们的："看一个、做一个、教一个。"

如果你有一段时间没做一个特定手术操作了，在你开始前，花几分钟时间去回顾一下医学文献中的解剖和正确技术。

一定要了解自己的局限——当有疑问时，请把患者转给合适的专科医生。

2. 获得知情同意

如果可能的话，在你的诊室内备有一份标准的知情同意书，或者从你的电子健康档案中打印一份。尽管这些都是比较小的手术，你也不希望有什么差错，让患者知晓潜在风险或副作用始终是正确的事情。

3. 为每个手术创建一份方案

花些时间把每一个步骤分解成单独的步骤，并创建一个有条理的供给和行动清单。使用该方案，所有医疗助理都应能快速准备好手术诊疗室。如果有必要，为患者手术后的随访制订一份计划。Douglas Meuser 医生仍然在采用他在实习期间创立的方案。"我为我所做的每个手术做了一个索引卡——这是我所遵循的行动计划。"

4. 拥有合适的工具

做手术时拥有合适的设备意义重大。当我在一个缺医少药的县诊所工作期间，我们经常不得不在做手术时做些调整。做嵌甲切除手术没有指甲剥离器？利用虹膜剪的平面。没有手指夹板？试试压舌器和大量纸带。也就是说，拥有合适的工具会使手术简单、有趣很多。

例如，有大小合适的止血钳会让缝合从一个绝对苦差使（如针从你的手中滑了一遍又一遍）变成小菜一碟。试没试过在没有长柄环钳时从阴道内清除异物？那得祝你好运。合适的工具确实关系重大。

确保你的患者知晓你的诊所可以进行某些外科操作！我的几个患者已经说要去急症中心或专科诊所，而他们本应该在我的诊所得到很好的照顾。

明星医生窍门：

新患者欢迎表及诊所网站

“伤口护理”注明手术列表

我热爱伤口护理。当你能在你的诊所处理大部分伤口时，为什么还要将你的患者送到创伤诊所呢？

如果在实习中你同样没有获得太多有关伤口护理的经验，还是有很多课程是可以参加的，或者你所在的当地伤口护理中心可能会乐意让你花一些时间，跟着他们的医疗团队一起学习。再次强调，手头上有合适的设备和供给是成功的一半。

1. 清洗

好消息。你真的不需要任何新奇的东西来清洗伤口。你只需要使用现有的优质肥皂和大量的水就够了。事实上，对于开放性伤口现在是不推荐使用碘或过氧化氢的。

清洗掉所有异物，特别是在“路疹（表皮擦伤，由四轮滑板上摔下来造成的伤，肿胀等）”的情况下。我永远不会忘记一个患者，在他的额头裂伤缝合部位有一个鼓鼓的、浮动的、已感染的胞块。在引流病变时，有好几块碎石从中流出来！很糟糕。

2. 清创术

如上所述，清除异物、坏死皮肤、血凝块、脓液等是伤口良好愈合的关键。同时我想说的是，坏死皮肤不是天然的创可贴。

为了减少疼痛，在清创术之前，我们采用思纳（EMLA）进行局部麻醉，并将该乳膏涂抹于更加疼痛的伤口，同时封闭包扎 30 分钟到 1 个小时。注射利多卡因对需要探察和清理更深的伤口也是一种选择。

3. 使用“粘合剂”

在各种优良的旧式“粘合剂”都能使用的时候，为什么还要使用外用抗生素软膏呢？一点凡士林或润滑油就能保持伤口湿润，并能降低对外用抗生素过敏反应的可能性。

4. 保持伤口覆盖

每个诊所都需有大量的纱布和胶带。不粘垫是很有益的（虽然使用润滑剂可能足以保持纱布不粘到一起），如果有筒纱的话更会让人心花怒放。筒纱的宽度各异，可以切割成任意大小，并且还可以放在肢体末端用以保持敷料完整，而无须使用胶带。这对于患者来说是极好的，尤其是对于粘贴剂过敏的患者。

其他有用的包扎技巧还包括四方敷料块的使用，它能够形成良好的防水封闭式包裹，以及对诸如骶骨褥疮这类难愈合伤口的各种藻酸盐敷料。

5. 使用加压包扎

对于下肢肿胀或静脉瘀伤，我喜欢使用加压包扎。对一些患者来说，是很难说服他们接受加压的，但是加压确实在加速愈合过程中起到很大的作用。

慢性伤口如淋巴水肿或静脉瘀伤通常对翁纳氏包扎反应良好，这是一种含有药物的湿润型加压包扎方式。一个舒适且松紧适度的加压包扎或袜子已被证明可以缩短血管的伤口愈合时间。如果你不能说服你的患者穿上医用袜子，那么很多零售店能买到的一些“神奇袜子”也许能有用。

正如所有的药物治疗一样，在伤口护理时要确保你查看了加压疗法适应证和使用指南。

6. 抓住重新接种破伤风疫苗的机会

目前来看，医疗保险并不包含常规预防性破伤风疫苗。然而，如果上次疫苗是在10多年前接种的，这些疫苗确实包含了破伤风疫苗（破伤风类毒素）。这真的是一个让你的患者接种疫苗的黄金时机。

7. 频繁复诊

对首次就诊的伤口在1～2天予以评估。去除所有包扎材料、清洗伤口，如有必要，进行额外的清创术并重新包扎。每过几天重复一下此流程，直到伤口完全愈合。当然，对于那些愈合缓慢或者愈合很不好的伤口，应将患者转诊到创伤专科医生。

8. 认识到你的局限

一如往常，非典型的或不愈合的伤口需要转诊到皮肤或伤口处理专科医生。如出现任何血管或神经损害迹象，必须立即进行外科咨询。

明星医生窍门：

不要降低报销编码

我们花这么多时间在图表上的一个主要原因是：我们可以得到报酬。明星医生使用医疗记录去进行最优化的收费，并准确地按报销编码进行上报。这也避免了漏报或降级编码的常见问题，漏报或降级编码会给很多诊所业务带来巨大的收入损失。

免责声明：我虽然是明星医生，但在编码和报销上我并不自称为专家。法则一直在变化。因此，查阅最新的编码准则以及让相关专家定期对你的账单进行审核是非常关键的。所有的文件应只包括经评估认为对于临床问题是合理的且医学上有必要的元素。

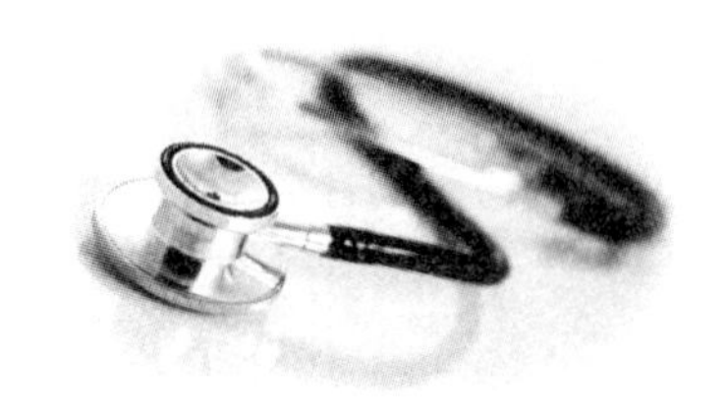

第四十八章

明星医生诊所就诊的收费和费用编码窍门

在住院医师实习时，你在何时学会了如何组织自己的医疗诊所、制订计划或正确收费？我接受的培训课程中包含了一个1～2周的从业管理课程。我仍记得我们教员说的："不要担心这些E/M(患者评估和管理)代码，新版本即将问世且将改变一切。"这些话是在2002年说的。快进到2015年，这些"未来的变化"仍在预测中。

毋庸置疑，医学编码是复杂的。事实上，据估计，30%家庭医生收费编码低于标准。随着时间的推移，这可能累加成巨大的收益损失。

主要的问题是，医生倾向于低估他们的医疗决策(MDM)，而这些是医学编码和收费的关键。

明星医生窍门：

医疗决策(MDM)总是决定收费编码

大量书籍(实质上是——最新美国医学会现代操作术语集(CPT)——600 页的编码书)的存在有助于解释医学编码的细微差别。对于明星医生来说，我们将重点关注对 99214 进行编码的所需元素，这是在家庭医疗中向老患者提供的最普通水平的服务之一，而这同样是最容易降低编码的一项服务。

对 99214 进行编码，你必须有以下三个医疗决策(MDM)元素中的两个：问题、数据和风险。[104][105]

问题

“问题”是你作为医生正在解决的任何事项。根据问题的复杂性，可分为若干“分数”。对于 99214 要有足够的问题，那么你需要 3 分。显然，对于更复杂的问题，则需要更多分。

需要诊断检查的新问题是 4 分，而无须进行更多诊断检查的新问题是 3 分。

举例：新诊断的糖尿病需要进行实验室检查，那么它就是 4 分，而无须额外检查的背部疼痛新问题则是 3 分。

底线：如果你在诊所就诊中解决了任何新问题，你就从 99214 医疗决策的三个元素之一中得分。

老问题赚的分少，但可以加在一起。老问题变得越来越严重 = 2 分。

举例：糖尿病的糖化血红蛋白水平升高或高血压不受控制。

老问题保持稳定或转好 =1 分。你可以在诊疗中处理尽量多的老问题。

举例：糖尿病得到控制、高血压得到控制、高脂血症得到控制。看，这样你就得了3分，现在就可以用99214这个计费编码了！

一个加重的老问题(2分)同一个稳定的老问题(1分)，加在一起共得3分。所以，计算问题的数量，将分加起来，如果你得到至少3分，那么你就很可能会得到99214。

数据(DATA)

“数据”是你用来做医疗决定的任何东西。你需要“3”个数据分来满足99214编码。实质上，从以下任何一项你都可以得1分：开实验室检查/评估，开影像检查/评估，开其他检查/评估，如心电图、超声、肺功能检查。对老的记录进行评估/总结会得2分。在典型的诊所访视中获得3个数据分并不是很常见——但是如果你满足问题和风险的标准，数据分也不是那么重要(记住，你只需要三项元素中的两项)。

风险(Risk)

要符合99214，你至少要承担中等风险。对于家庭医疗中的多数人来说，底线是任何处方药管理=中等风险。换句话说，写一个处方、停止使用一种药物或者更换一种药物都属于中等风险。

要获得99214，你必须得有医疗决策三要素中的两个。大多数时候，我们最终都是会采用“问题+风险”，因为数据分似乎比较难赚一点。

举例：给出现背部疼痛的患者(新问题=3分)开止痛处方药(中度风险)=99214。

或对于患有高血压的、糖尿病控制良好或不好的患者进行家庭医疗时，对其使用的药物进行调整也等于是99214。

我知道这很难相信。毕竟你是一名明星医生，对于你来说，像这些医学状况你在梦里都可以管理。没关系的。你光明正大地赢得了99214。不要低估自己的工作。

哦，但是别忘了保证你的病史记录/体检与你的医疗决策相配。对于一般的家庭医生患者来说，这真的不难。这是最低限度。

现病史（HPI）

现病史需要四个要素或记录三例慢性疾病问题状态。

病史要素可能包括：症状描述、持续时间、加重及缓解因素、位置和并发症状。

举例：患有“咳嗽”的患者的现病史四要素：咳嗽×3 天（1 分）、白痰产生（2 分）、咳嗽加重（3 分）、息可舒起效几小时（4 分）。

三例慢性疾病问题状态：糖尿病、药物控制、无低血糖症（1 分）。高血压、血压升高、最近几天忘记服药（2 分）。高脂血症——耐受他汀类药物、无副作用（3 分）。

系统回顾（ROS）

接下来，你只需系统回顾的两个要素。对，就是两个。

举例：

系统回顾：无胸痛或呼吸急促。无发热或体重减轻。

既往史

最后，你需要注意的是，你已经审查/更新至少一项历史要素（病史、手术史、家族史或个人病史）。

举例：患者不吸烟。或：已检查过既往病史。

看，很容易吧！

99214 体检

从健康体检中获得 99214，你需要 12 个“要点”项目或细节。对此我不予以详细介绍，只因你很可能不需要体检要素，在其他 99% 的时间里凭借你的病史和医学决策就已经可以轻松获得 99214，具体参考“高度针对性的身体检查”部分。

体检——计算“要点”数目

对于一次“详细的”体检，必须在六个器官系统中记录有两个“要点”。一次“全面”的健康检查则需要在九个不同器官系统中记录两个“要点”。

根据我个人的统计，至少有四个器官系统可以“仅通过看”就可以检查，另外有三个器官系统仅通过短暂的抚触就可以检查：体格上的(三项生命体征、全身基本状况)，眼睛(结膜和眼睑望诊、瞳孔和虹膜检查)、耳鼻喉(耳朵和鼻子外观、听力评估)、颈(气管、对称性、甲状腺)，肌肉骨骼(步态和站姿、手指和指甲检查、肌肉区域检查)，精神病(判断力、自知力、方向感、情绪)、皮肤(望诊、触诊)。听听心肺，这样你又多了2个器官系统。从其余器官系统中任意挑选一个作为你的第九个或最后一个系统——检查颈部、腹部触诊、检查淋巴结。

“99215”

让我们也来看一个高复杂性的情况，即99215。同样，这并不像想象中的那么难。

(1)需进一步检查的新问题，或老问题严重复发，或者药物产生副作用。

(2)危及生命或身体机能状态，神志改变。

我的经验法则是：如果我打电话给“911”或是送某人到急诊室，自动就是99215。如果我真的很担心某人，那很可能是99215。如果我真的很害怕，我所开的药会有严重的副作用，我必须密切监测患者，这也是99215。

有趣的是，对于临终患者，因预后不良而做出的停止复苏或降低等级的医疗决定，也会被认为是高风险情况，符合99215。

99215对既往史要素的要求要略高于99214，主要区别是99215需要对系统及既往史进行全面的审查(10个系统及病史、家族史和个人病史)。

“99204”警告

不要随便地将99214与99204弄混了。99204是对新患者医疗服务的代码，其要素更复杂，三个要素要齐全而不是只需其中两个要素。特别是，既往史和体格检查要全面，包括完整的系统回顾和健康体检。

我是E/M大学(www.emuniversity.com)的忠实粉丝，在这里有很多实例和实践练习，能够更细致地学习医学编码。另外，我强烈建议你在摸到这里面的门道后，给自己做一个图表以供查阅——除非你是专业人士，否则不要随便生搬硬套！

不要忘记"99211"和"99212"

你是一名医生。因此，你可能永远不会编码99211。这是由医生下达的用以评估的护理编码，比较典型的是一种血压检查。别让我抓到你在编码99211。另一方面，你的护士当然在必要时会报告99211。

另外，也会广泛应用99212。如果你在看患者并和患者谈论任何医疗问题，你至少能编个99212。

举例：患者到诊所来检查伤口和换药。护士解开包扎的伤口，你看了看，开了敷料，并制订了随访计划。这属于99212。或者患者的丈夫在他的妻子就诊期间，让你看看他的耳朵。这也属于99212。

我知道这听起来太容易了。仅为了一个快速的耳朵检查就能收费？这是因为作为医生，我们低估了自己！当我因下水道堵塞打电话给管道工时，他将管道打开，拿出一团毛发(我知道这挺恶心)，然后向我要了一百块钱。我敢打赌他不会为做了这么简单的事情收我钱而感到愧疚，那么我们为什么要羞愧呢？

编码表

我建议你自己做个小图表，并把它贴到你编制文档地方的墙上。如果你在多种环境下工作，如患者住院的医院或疗养院，该代码将会更复杂，所以图表是特别有用的。我贴了多个图表在我的墙上，以便对我符合"要点"标准进行双重检查。下面是一个基本的诊所探访表的举例：

诊所就诊编码备忘单样本

老患者——必须满足2/3项标准(既往史或检查)

	99212	99213	99214	99215
现病史	1~3	1~3	4+	4+
系统回顾	—	1	2~9	10
既往病史	—	—	1	3(完整)
检查	1~5	6	12	18
医疗决策	直接的	低	中等的	复杂的/高风险的

新患者——别忘了,你必须同时符合历史和检查标准,而不像老患者只需要符合三个要素中的两个

	99201	99202	99203	99204	99205
现病史	1~3	1~3	4+	4+	4+
系统回顾	—	1	2~9	10	10
既往病史	—	—	1	3(完整)	3(完整)
检查	1~5	6	12	18	18
医疗决策	直接的	直接的	低	中度的	复杂的/高风险的

基于时间的文档

新患者	老患者
99201=10分钟	99211= -
99202=20分钟	99212=10分钟
99203=30分钟	99213=15分钟
99204=45分钟	99214=25分钟
99205=60分钟	99215=40分钟

基于时间的文档

当你不得不花大量的时间去“咨询或协调诊疗”时，基于时间的文档可能真的很有用。比如说，对那些严重抑郁的患者可能会很有帮助，否则你将会有一堆的表格要填写。

编码的要求是特定的。50%以上面对面的时间要用于“咨询或协调诊疗”。

虽然你不必为既往史和体检做大量的文档，但你必须记录所花费的时间，包括总时间和咨询时间，并记录有关咨询/协调医疗活动的细节。

举例：“这是一个45分钟的面对面问诊，花了高于50%（30分钟）的时间用于抑郁症状、治疗方案和药物选择咨询，包括副作用、自杀警告及安排转诊到心理学专家。”新患者 = 99204。老患者 = 99215。

明星医生法则12：

把心理健康当做重中之重

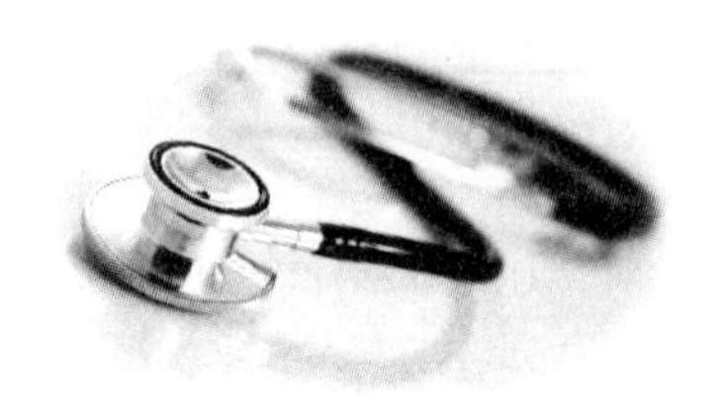

第四十九章

医生的心理健康

如果上面的部分并没有让你思考过心理健康，那么你可能也不需要考虑这个问题了！在这本书的前几节，我开玩笑地说，各种问题都可以寻求心理帮助。但严肃地说，明星医生并不害怕帮助处理任何造成压力的问题，无论是较小的问题，如对电子健康档案的恐惧；还是更严重的问题，如同情疲劳，甚至心生恶念。

现实情况是，医生是所有职业中自杀率最高的，其中：男医生的自杀率是一般人群的1.4倍，女医生的自杀率是一般人群的2.3倍[106]。研究表明增加的自杀率与未确诊及未治疗抑郁、缺乏心理健康治疗及与工作压力日益增加有关。

我坚持主张每一位医生都有自己的心理健康医生。猜猜怎么着？我们所做的工作太难了！我们每天要与20～30个人进行互动，同时强迫自己保持友善和愉悦的外表。Carlos Portu 医生说："我必须从我自己生活中正在进行的所有事情中快速切换出来，让患者感知到他们才是我今天最重要的内容。"

哦，同时，我们也必须提供医疗服务！而且不要忘记理赔授权、用药限制、索赔驳回……这些足以让精神最稳定的人回家之后想踹狗……或踹老公。

“我妻子说我从星期一到星期五都没有跟她进行过一次有意义的谈话，”Portu医生大笑着说：“那是因为我今天已经跟30个人谈话了。每天都要在走进诊所后，对每个人表现出很快乐且精力充沛，这真的真的非常难。除非你换位思考，否则很难了解我的心情是怎样的。”

也许这就是为什么一些研究指出医生的离婚率已经比一般人群高出10%～20%的原因。1997年，发现精神科医生的离婚率最高，大约达到50%；外科医生排名第二，达到33%；而全部医生的平均离婚率为29%。女医生和那些就读医学院期间就结婚的人的离婚率也比较高。[107]

医生也不能免于酒精和药物滥用问题。医生和公众之间的整体受害率是相似的，而医生之间的处方药滥用率则比公众要高出5倍。[108]

因此，再显而易见不过了，什么导致了我们的高压力？医生的大部分压力来自医疗工作的性质。研究表明，医生这类人突出的特性和特质是完美主义。

明星医生窍门：

请注意，完美主义对心理健康会产生不良影响

医生产生痛苦的最重要的原因之一是对已犯错误的认知——这种记忆可以萦绕在医生心头很多年。[109]我们一般都不愿意与同事分享我们的担忧。我们将犯错误的痛苦深藏在心底，某种程度上这种犯错在医疗工作中是不可避免的。在犯过医疗错误的医生中，无论是严重错误还是“死里逃生”，有61%的医生对今后可能再度犯错感到焦虑，44%丧失信心，42%产生睡眠障碍，42%的工作满意度降低，以及13%有声誉受损。[110]

其他研究认为，犯医疗错误会增加医生的抑郁、药物滥用、自杀和创伤后应激障碍等风险。自我认知错误会降低生活质量、增加倦怠和抑郁。[111]

“对待糟糕的结果，最困难的就是原谅自己。你必须接受你不是万事通，即使你尽了最大努力，还是会发生一些不良事件的。” Roberta Chung 医生说。

研究表明，发生医疗事故之后，医生需要心理支持。与心理专家或值得信赖的同事分享经验，可以帮助63%的医生平稳度过医疗事故低谷期。[112]

但是，风险管理者和医疗事故律师经常建议我们，不要谈论潜在医疗差错。好可怜呀！我们如何才能得到发泄，得到对能力的肯定以及他人的意见？

寻求支持的方式之一是利用“仅供医生使用”的网站，如 www. sermo. com。这种仅限医生使用的匿名网站能与人分享感受，并从有相似经历的人那里得到反馈。

医生压力情绪的另一个主要来源是“医疗训练的文化”。我们所受到的训练是：长时间工作但不抱怨，把自身的身体健康和舒适放在一边——换句话说，“忍着吧”。我们学会了强化内心，对痛苦、恐惧、死亡和有限的医学知识进行抵御。随着时间的推移，这种解决问题的方式可能会出现“适应失效”，并导致心理疾病。

了解了这一切，那么为什么医生会忽视自己的心理护理？嗯，有很多与我们的患者相同的原因——想象中的来自医委会或雇主的羞辱或者对可能出现后果的担心、“需要别人帮助”的失败感、否定自我、对他人缺乏信任、拖延或直到等到不可挽回的地步，或持续相当长的时间。[113]同时，我们还在高谈阔论着要求我们的患者去做我们自己认为需要做的那些事情！

在需要帮助度过困难期时，明星医生对此不会感到尴尬。事实上，他正处于理想阶段，用自己的积极经验去鼓励那些正处于提升心理健康之旅的其他人。对于心理健康，我们越直言不讳和随意(“当然如此，不是每个人都有一个心理学家吗?”)，我们就越能解决耻辱、沉默及遮遮掩掩等问题。然后，我们都赢了。

我对承认自己经常找医生进行心理咨询这事总是直言不讳。我喜欢说：“我每过三周就会去心理医生那儿，无论我是否需要”。因为即使今天一切进展顺利，也并不意味着明天我就不会面对新的生活压力。我与我的心理医生不仅解决我个人的问题，而且会考虑如何更好地照顾我的患者，并处理他们的心理问题。我经常告诉我的患者："由于那些真正需要去看心理医生的人其实不会去，所以我们其他人都必须去！"

虽然大多数人都可以从定期的心理咨询中受益，但是也有很多非临床方法能够改善你自己的心理健康。

- 运动
- 自我保健
- 性与情
- 乐趣（如 Paul Marsolek 所说："如果你不开心，说明你还不够努力！"）
- 信仰
- 人际关系
- 度假/休闲

一项研究发现，医生使用的各种健康促进策略，比如积极的人生态度、专注于成功、生活中保持平衡等，能最大限度增加心理健康得分。[114]

改善工作生活平衡的一种方法是每周安排一天休息。我开始是每周休息半天，但很快意识到，最终我还得将这一天拉长，因为我需要多接诊几个患者或发现一些需要做的事情。最终是一天的四分之三结束，而不是半天！休息一整天，让你能够真正关心你自己的需求，如去看你的家庭医生、牙医、心理医生、财务顾问等等。每周我都设法将那一天排满——以前我是怎么过的呢？为了维持你的收入，你可能想要在 4 天内每天工作 10 小时，这也将对你的患者有益，他们也许会喜欢早一点或晚一点的预约。

减压技巧——自我想象和放松技巧

很多书都写了如何冥想，通常主张每天一次，每次 20 分钟或每天两次。是的，非常正确。如果我每天能有一两次 20 分钟休息，我就不需要冥想了。

因此，我们把注意力集中在几秒钟就可以做的事情上，而不是几分钟。

（1）呼吸技巧。慢慢的深呼吸已证明能降低血压、压力水平，改善睡眠，甚至可能减少痛苦的感觉。它只需要几秒钟，而且可以在看患者中间做，早晨、睡前，随时都可以做。

（2）想象。这是去除经常性的及重复的消极想法的极佳分心技术：闭上你的眼睛，想象一列火车正载着让人愉悦的东西（雏菊？）。火车将消极的想法推到轨道以外。你看到火车从旁边经过直到火车离去。张开你的眼睛。想法又出现了？重复这项火车练习。

（3）伸展/瑜伽。一堂完整的瑜伽课是非常有用的，仅仅几个深呼吸式伸展就可以让你精神焕发、压力减轻。

（4）意象引导。有很多教意象引导的书籍、网站和程序，基本上故意想象你自己在某个特定环境中——你的"快乐之家"。闭上你的眼睛，并看到自己在那个地方——包括气味、声音、感觉等。

（5）心智觉知。同样，关于此训练也是有大量的课程、书籍和网站。这种训练在于你要对自己的身体、环境、情感超级了解，你是如何与你周围的世界以"非评论"形式进行相互作用的，即使只有一小会儿。"我发现拥有心存感激真的对我很有用，" Jennifer Keehbauch 医生说："当我发现自己有压力时，我重新让自己心怀感激。"

（6）积极的自我对话。"我够好了，我够聪明了……"正如上面所讲的想象，用积极的想法代替消极的想法。"告诉自己"不要再有消极的想法已经不奏效了——这就有点像古老的"不要考虑粉红色大象"游戏。相反，你必须将消极的想法转变为积极的想法。这也适用于想象积极的结果——如果有人叫你去跟老板开会，想象一些积极的东西而不是最坏的——有可能当之无愧的加薪呢。如果没有，你可以直接参考第 7 条。

（7）以一种安全的方式发泄。写日志是安全发泄的经典例子。"在工作日中，我不能处理我有压力的想法，所以我写下我的担忧，留着以后去想，" 使用了 iPhone 手机记事本的 Keehbauch 医生说："我发现，当我在之后花时间去思考它们时，它们其实没啥意义——它们已经失去了当时的情绪因素。”另一种发泄的方式是使用一个匿名医生网站，如 www. sermo. com，去分享你遇到的困境、烦恼及愤怒。你可能会发现有同样感觉的人，或者至少你可以把它宣泄出来。

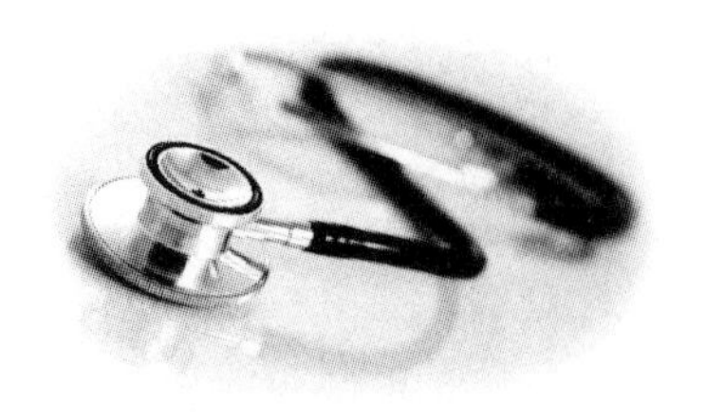

第五十章

女医生的压力管理

好消息是，大多数女医生似乎“享有比普通人更健康的身体，过着满足而富有成效的生活”。另一方面，一些研究报告指出女性患抑郁症、焦虑、婚姻问题、药物滥用等问题的概率比平均水平高，有49%的女医生通常压力都是很大的(听起来不咋高)。[115]

除了造成医生压力的一般原因以外，女性还要应对高期望的挑战，无论来自自己还是他人，以及平衡自己在家里和工作中的多个角色。

Roberta Chung医生，一名全科医生和三个孩子的母亲，说道：“总是有这样的期望：必须要成为一名伟大的母亲和妻子，成为一个好医生。这样就必须付出。我不可能样样都在行。真的很难找到平衡。”

女性在抚养子女和承担家庭责任时会面临特别的压力。Ariel Cole医生，家庭医学佛罗里达医院老年人联谊会主任和两个孩子的母亲，体验到了平衡不同角色的压力：“非全职工作及从工作中抽出时间肯定是一种耻辱。我觉得人们会因为我非全职工作而看轻我。‘为什么将我们的钱浪费在不全职工作的女人身上’？

选择不全职工作并与小孩子整日在家的新毕业生也不会被外界看好的。”

一般而言，女性医生在工作之余要承担照顾家庭的责任。即使在医生的婚姻中，妻子也更倾向于调整自己的事业以关注家庭，而不是丈夫。而研究表明，女性和男性有相同的职业动机，生孩子对女医生的职业有负面影响并减缓妇女在医疗界的职业发展。[116]

拥有孩子是一个分水岭，没有孩子的医生工作时间要比有孩子的多。[117]同样，孩子一旦被养育成人，女医生的心理健康就有所提升，且年龄在 50 岁以上或孩子在 19 岁以上的女医生的心理健康状态是最佳的。

有孩子的女医生要比有孩子的男医生在专业活动上花的时间少，而在孩子身上花的时间多。将进行专业性的和“不发工资的”的活动加在一起，有孩子的女性比有孩子的男性的工作时间更长，女性平均每周工作 90.5 小时，而男性平均工作 68.6 小时。[118]

女性在职业生涯的前几年中通常会选择关注孩子的抚养问题，但当孩子长大后，她们就可以全职工作。Ariel Cole 医生说：“对我来说，能与我的第一个孩子度过十二周的产假时间非常重要。虽然我在孩子们学龄前从事非全职工作，但一旦他们长大，我完全打算从事全职的医务工作。”

有趣的是，当女性在投入到全职工作中时，她们确实能追赶上她们的男性同事，一些研究显示，做学术的女医生在她们的职业生涯后期发表了更多的科学研究成果——不断在增加，实际上已经超过男性。然而，往往担任领导职务的女性要比男性少，可能是因抚养孩子导致在学术方面起步较晚吧。[119]

有孩子的女性往往受到“轻微的不平等”对待。例如，由于只能非全职工作，Cole 医生的薪资降低了，而且得不到额外津贴，因为这些只有全职工作的员工才能获得。“虽然我在家里，我仍然会经常工作、检查电脑、对药物续方。”

从女医生的整个职业生涯来看，她们的收入比男医生少，尽管提升了工作效率——女医生平均每小时看的患者比男医生多（一般平均约多 17%）。女性全科医生的收入只是男医生的 70% 左右。[120]

这儿还有一些令那些想成为医生的女性沮丧的信息：研究表明，在经济上一般女性医生助理要比女性医生富裕得多！若把医学院教育成本及性别工资差距的因素也计入进去，女医生“根本没有足够的工作时间来摊销其在医学院的前期投资。”[121]什么?!

如果这还不够，女性也会经历与歧视相关的压力、缺乏榜样、缺乏外界支持。我记得有一个男性管理者(不透露姓名了)问我是否有孩子。当我说没有时，他说：“好，我能给你多安排点儿活了。”

更令人沮丧的是，据报道，73%的女医生在工作中经常受到言语虐待，33%在工作中遭受过身体攻击！而抑郁症的比例与普通大众大致相同，女医生有较高的自杀成功率，超过一半的女医生在她们的生命中经历过某种类型的心理疾病。[122]

“我们给了自己太多的压力让自己变得完美，” Emily Nabors 医生，一名全科医生和一个孩子的母亲说道:“我们往往把事情带回家做。我认为患者告诉我们的问题要比男医生多，我们往往花更多的时间与我们的患者在一起。”

研究表明，Nabors 医生是正确的。相比于男医生，女医生多花 40% ~60% 的时间与患者交谈；她们也更主动地对话、建立伙伴关系、提问题及提供信息。[123]患者向女医生吐露的比向男医生多，且透露更多的生物医学和心理信息。有趣的是，对待女医生，患者也更加自信，往往更会打断她们的话。[124]

女医生的患者中女性居多，5 个患者中就有 4 个都是女性。与男医生相比，女医生给有复杂心理问题的患者看病更多一些，她们花在患者身上的时间更多，比男医生提供更多的预防性服务，如巴氏涂片和乳房 X 线照片。[125]

然而，关于日常工作的方方面面，如预约或患者量，女医生对工作的控制要比男医生少。与男性相比，女性发生职业倦怠的可能性是男性的 1.6 倍，对此有疑问吗？在每周工作超过 40 小时时，这种倦怠会显著增加。[126]

那么，我们如何应对这种增加的倦怠？既然我们不能依靠制度做出改变，我们就必须找到应对这种压力增加的方法。研究表明，当她们获得同事、配偶或其他重要人员在平衡工作和家庭问题方面的支持时，她们的职业倦怠概率减少40%。Emily Nabors 医生建议："心理咨询是一个很好的主意，特别是当你的工作变得繁重无比时。我有许多医生朋友，他们已经找到有效的治疗方法，就是提供见解和想法。"

此外，妇女需要工作以支持彼此，并为下一代女医生提供积极的典范。

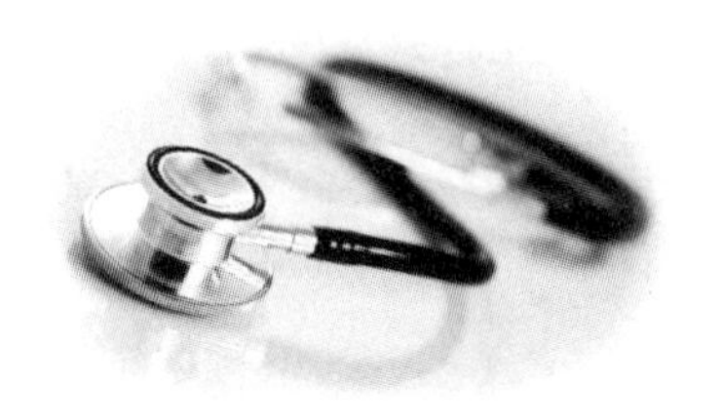

第五十一章

寻找工作 - 生活的平衡和满足感

如果每个人都热爱自己赖以谋生的工作，那岂不是皆大欢喜的事情？过去，每当听到别人热烈讨论自己的工作，或炫耀自己从愉悦的工作中获得酬劳时，我总是非常羡慕。那些工作的种类人尽皆知——常常是艺术家、厨师或者游轮总监。

然而，现实情况是，我们当中的大多数人都是出于一种不得已的原因而工作的，工作并不总是等同于实现梦想。如果对你来说这二者恰巧吻合，哇，那确实是无与伦比。但是除非你每天早晨都怀着激动的心情醒来奔赴工作，否则你就得在自己的工作中找到自己真切热爱的因素，然后怀着一份热情，让自己对这份热爱毫不动摇。

值得庆幸的是，遵循"明星医生法则"，你就有了减轻工作压力、增强工作满足感的工具。

"工作 - 生活平衡是因人而异的，并在人的一生中不断变化。你得弄清楚对你来说什么是最重要的，然后试着围绕它建立自己的事业。"Roberta Chung 医生这样认为，"一旦你找到自己期待已久的这个平衡点，它就会激发你的斗志，而它并不是你的‘一切’。现在的我愿意奔赴工作，是因为它满足了我一部分内心需求，而不是全部。”

Roberta Chung 医生找到自己平衡的方法是她把自己 10 ~ 15 分钟一轮的门诊时间调整到 20 ~ 40 分钟。“多花一点时间接触患者给了我更好的平衡状态，也有助于避免工作过劳。我的工作时间没有变，但现在我可以用自己喜欢的方式工作了。”

“你得找到自己喜欢的那顶‘帽子’，”Doug Meuser 医生这样说：“这会使工作更有乐趣，也有助于你避免工作过劳。”他建议，如果医生的工作遇到了瓶颈，就应该考虑找到合理的过渡或者是使工作内容有趣的要素。“如果你对你的工作有一个财务收入的承诺，你就应该在工作中融入一些自己感兴趣的内容——研究、流程等等，这些内容应该是你喜爱并且能够为你带来乐趣的。”

就我自己而言，当我发现我的工作从一个庞大的医疗机构过渡到小型的家庭式行医模式后，我忽然被赋予了更大的权力，并且多年以来，前所未有地发现自己非常热爱这份工作。

医生顾问 Paul Marsolek 为医生们提出了这样的建议：“有目的地使用自己的特长和经验。”他提到自己曾经指导的一位医生，由于患者对她的满意度总是不高，已经影响到她的薪水。“当我们对数据进行分析的时候，我们发现老年患者对她的评价非常高。因此我们把她的工作调动到老年病患中心，接着患者对她的总体满意度马上得到了提升，她的压力也得到了立竿见影的缓解。”

关注患者医疗服务

尽管这份职业让人有各种各样的挫败感，但多数医生还是认为他们的职业是有益的——大多数医生反映，最受他们喜爱的工作内容是患者医疗服务及医患关系的建立。“我很怀念患者医疗服务。”整骨医生 Beth Shandor 这样说，她是一位美国内科医学委员会认证的内科医生，现在担任管理工作，她说：“我行医的目的是为了帮助别人。”

Emily Nabors 医生认为：“医生这份职业，最无与伦比的一点在于患者用自己的生命来信任你。并且，在这种关系中，你有权了解别人所不知道的信息”。

在住院医师规范化培训项目中，为解决医疗服务水平低下问题而开设了全日诊所的 Jennifer Keehbauch 医生则建议：“你要找到能够激发自己内心热情的东西。自大学和医学院时代起，我就开始帮助那些得不到医疗服务的病患，这项事业一直在提醒我不忘学医的初心。与懂得感恩的人合作令我获益良多。”

明星医生窍门：

准备一个文件夹，用来存放患者记录、感谢卡和所有你收到的积极回馈信息，这有助于你更好地建立医患关系。当你在行医日常中感到沮丧时，就把这个文件夹里的东西拿出来看看

另外一个关注工作关系的方法是，把自己置身于正能量的人群中。尽量与自己的同事愉快相处——你可以每个月为他们带几次午餐、庆祝生日。多跟令人尊重的同事待在一起。“与其他的医生相处，发泄情绪、分享观点，”佛罗里达州全科医生学会会长 Jennifer Keehbauch 医生建议，“可以加入一个当地的医生团体，找一位导师。”

不忘初心

2014 年 Medscape 医生发现，除了工作中的各种关系之外，被列为医疗行业第二个最有价值的职业收获是：“擅长自己的工作内容”或“擅长寻求答案和诊疗方法”。作出诊断并改善患者生活状况的价值不可低估。在平凡的工作日中牢记这些自己发挥价值的时刻，会让你更有坚持下去的动力。把自己成功治愈的案例或效果出色的诊断列成表单，存放在文件夹里，会让你自己更加关注自己发挥的价值。

Emily Nabors 医生非常享受与医学院学生的合作，因为这种经历总能让她回忆起自己当初选择行医的初心。“带教医学专业的学生，能够增强我作为医生的职业满足感。看到年轻人慢慢认识到自己在学习什么、该如何学习，是令人愉悦的。我喜欢与他们分享家庭医疗的方方面面。”

当有医学生告诉我，因为受了与我在乡村诊所合作经历的影响，她选择家庭医疗作为自己的职业，这个时候我的内心是非常愉悦的。另外，当我的“小跟班”们——两个医学预科学生——被医学院录取的时候，我也感到非常骄傲。

与医学生的合作也能够提醒我们，作为医生我们已经做出了很多成就。“辅导学生能够让你保持年轻的心态和好奇心。”Jennifer Keehbauch 医生这样说：“每到七月的时候，我都会想起他们曾经青涩稚嫩的样子，也想起自己曾经与他们一样。”

的确，当我聆听医学生交谈的时候，那些熬夜学习、志愿服务、填写医学院申请、撰写个人陈述的回忆就会涌上心头；当我打开装有录取通知的信封（之前收到的都是拒绝信），我的手都在颤抖。我记得我曾经师从的几位医生告诫我不要做医生，然而我并没有听从他们，那是我理想的事业。于是我走到了今天。

关注正能量

如果你无法爱上自己工作的全部内容，至少可以尝试找到你喜爱的部分。工作满足感并不总是取决于工作实践，也可以来自它带给你的方方面面，来自它为你创造的可能性。Medscape 调查显示，“能从自己喜欢的工作中获得可观的酬劳”在医学行业最有价值的职业收获排行中位列第四。

没错，上医学院让我们花了大价钱，每个月要付的贷款几乎相当于一辆豪车，但是我们的收入潜力却比大多数人都要高。我们的工作状态同样比较稳定。如果说医生求职难，那才是令人不可思议呢。

因此，薪水丰厚自然是医生职业令人向往的一个原因，但真正的原因不在于你的银行账户里有多少钱，而在于你能利用那些钱做什么！度假、买豪车、提早退休……当你在被工作累得气喘吁吁的时候，从上面的梦想中挑选一个，然后想象一下自己在斐济海滩上晒太阳，开着跑车一路奔驰到家，或者是舒舒服服退休后的美妙时光吧。

这份工作还可以让我们安排时间度假或是选择继续深造。当我想到有 25% 的美国人全年无休这个事实时，不免会有点心酸。我们的职业一般来说允许我们花时间陪家人度假或旅行。如果有必要，我们也可以选择在降薪的前提下工作半天或每周工作三天。

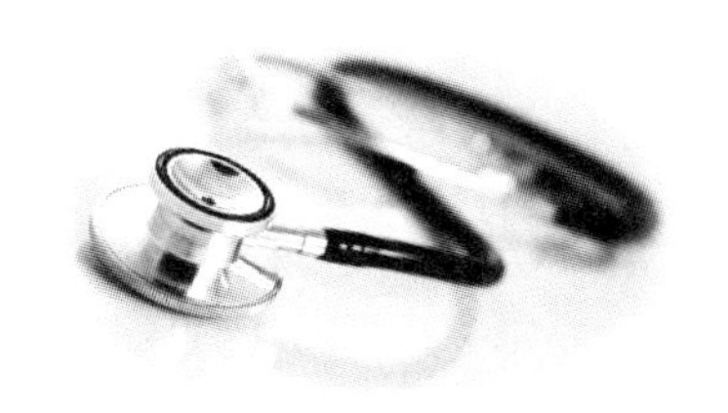

第五十二章

明星医生实践选择

被雇佣的家庭医生

多数医生以个体或私人形式提供医疗服务，也有一些服务于社区团体，他们当中半数以上的人在相关机构中有一定的所有权。然而，这个趋势目前正向雇佣关系转变，2013 年有 26% 的医生受雇于各大医院，目前该趋势仍保持增长。[128]

医院雇佣医生的原因

医院雇佣医生的最主要动机在于扩大市场占有率。受雇的医生能够提升医院的住院率、诊断量和门诊服务量，同时提升受聘医生的转诊量。[129]

有趣的是，在最初雇用医生的时候，医院是亏损的——在新医生上岗的最初三年里，由于他们需要花时间建立操作模式、适应新的管理环境，医院平均每年要亏损 150 000 ~ 250 000 美元。在这三年之后，医生开始通过各种医疗服务、检查、转诊创造收益，医院也开始盈利。事实上，家庭医生能够比专科医生给医院创造更多的年收入。[130]

医院雇用医生的另一个原因在于受到医疗改革的影响。医院高层认为通过雇用医生将医院与医生二者进行整合的方式，有助于医院应对打包支付、可信赖医疗组织（ACOs）、再入院处罚等医疗保险支付制度改革。[131]

医生选择受雇于医院的原因

Jackson Healthcare 在一项在受雇医生群体中开展的调查显示，受访者中的大多数人表示他们选择雇佣关系的原因在于：不愿意应付管理医疗机构需要面对的各种琐事和运营医疗服务中的商业问题。同时，年轻医生倾向于更加看重工作—生活平衡，并且与前辈相比，他们更愿意用高收入换取医院雇用提供的灵活生活方式。

在私人从业模式和雇佣模式之间存在着利益的权衡。由于医生和管理层之间的不同视角，在彼此眼里，二者是对立的，这在一定程度上增加了医生的挫折感。[132]

在医院系统内从业的一个挑战是，当前政府给医院的拨款与患者的满意度挂钩，其中包括患者对医生及护理人员的满意度。鉴于此，以“医院消费者保健计划评估调查（HCAHPS）”为代表的一系列评估调查，已经被用来测评患者对医院服务的看法和评价。[133]这些评估对于医生来讲是巨大的压力来源，让他们感觉自己常常受到不公平的评价，同时还要为了达到“合格”而默许一些不合理的期待。

有趣的是，一项政府资助的 HCAHPS 研究显示，由于该评估中的医生得分与医疗服务质量提升并没有直接关系，政府对于是否支持该项目实施的态度非常保守且模棱两可。[134]

不过我们还是不得不接受这样的评估。唉！

医生 HCAHPS 评估

尽管存在上文所述数据不全的情况，HCAHPS 调查结果仍然是医生评级的依据。受雇于医院系统的医生需要了解跟此类评估系统。医院患者满意度专家 Paul Marsolek 建议："忽略问题、关注答案。"他提醒大家 HCAHPS 调查中与医生直接相关的问题有下列三种：

(1)在此次住院期间，医生经常对你以礼相待并怀有尊重吗？

(2)在此次住院期间，医生经常认真聆听你说话吗？

(3)在此次住院期间，医生经常用你可以理解的方式解释问题吗？

对于这三个问题，想要得到"一直都是"这个答案，底线就是保持礼貌、尊重患者、让患者感受得到的认真聆听、细致解答直到理解为止。HCAHPS 并不关注无关紧要的其他问题。幸运的是，这些也都是明星医生法则明确认可的态度。

雇佣合同

由于很多医生选择雇佣从业，这就要求我们需具备一些商业头脑，尤其当我们的薪水酬劳要受到影响的时候。"为了工资开展谈判，这是新医生们常常犯的一个大错误，尤其是女医生。"Emily Nabors 医生认为。她曾有过与医院成功谈判工资的经历。"你要始终保持目标长远，通过与其他人的工资进行对比——你可以在会议上与别的医生交流、上网查询或查询医疗集团管理协会出版物，从而了解自己的价值——记住一定要为谈判留有余地。"

Jennifer Keehbauch 医生同意这个观点，她说："真希望院方承诺的待遇条件当时都落实到合同里，而不是停留在口头上。因为口头上承诺的东西大部分都没有实现。"

对于新任职的医生来说，谈判不是一件简单的事。你可以想象一下，"你历经千辛万苦才考进医学院，成为住院医生，然后忽然你的地位提升，拥有了权力，那是一种完全不同的状态。"Ariel Cole 医生这样说："你终于了解自己想要什么，并且开始向着那个目标努力。"

我在一个由 20 多位专业医生组成的群体中开展调查，略过半数的受访者表示对于第一份工作的薪水，他们没有进行任何谈判。有趣的是，男医生和女医生表现出的谈判倾向性相似。

明星医生窍门：

谈判专家的建议是永远都应该争取更高的工资，当然需要保持尊敬的态度。医生不仅可以为工资开展谈判，也可以用谈判的方式争取休假、签约奖金、继续教育经费等方方面面

参与院方/雇主活动

如果你是一位明星医生，你会变得非常抢手。不仅是患者们对你有高度的需求，你的雇主或公司机构也一样。你会被邀请参与各种各样的委员会，扮演电子病历冠军角色，担任医院宠物项目的医疗主任，辅导轮转的学生，放下一切工作去探望CEO生病的孩子，出席会议……数不胜数。令人惊讶的是，并不是所有的活动都会给你相应的酬劳。

当然了，你越是同意去承担这些额外的工作责任(像多数医生一样，你现在是个“讨人喜欢的人”了)，就会有越多的活动邀请你去参加。那是一种恶性循环。最终你难免会变得苦不堪言，疲惫不堪。

另一方面，如果你拒绝雇主的活动邀请，可能就会被认作是缺乏团队精神。最终，由于缺乏高层的支持，你的职业名声会受到影响。

那么，在完成基本工作职责的前提下，你到底应该对雇主做出多少贡献呢?很明显，有取有予才是合理的，但你需要清楚自己的底线。

医学博士、内科专家Carlos Portu，同时兼任当地医院的医学副主任及家庭医疗集团董事会成员，“我感觉自己与医院的联系更紧密了。”他说：“而且我还挺享受管理工作的。我认为如果我被办公室工作禁锢住，我的满足感会降低。”

他确实从自己的工作职责中获得了一定酬劳，“工作量与薪酬是不对等的。但我感觉能够了解将要发生的问题、知晓未来长期战略计划，有时候还能适时适地负责解决问题，这是会让一个医生受益的。”

Carlos Portu 医生指出，作为医生，我们倾向于带着一种愿意参与的渴望……“我们都是开发者，喜欢开发一些东西。我们通常带着一种创业者式的本能，但是作为一个雇员来说，除非你在管理岗位上就职，否则实现那种计划是不可能的。”

从另一方面来说，Carlos Portu 医生也承认他有时会有工作过劳的感觉。“有的时候，我觉得（院方）要求我们不计酬劳做那些事情简直是不公平。”但不管怎样，管理工作所赋予的额外权利和额外信息，弥补了 Portu 医生工作中的消极方面。

为了在与管理层的博弈中获取合理的平衡，Doug Meuser 医生建议：“一定要表现得专业。如果别人不理解你，千万别认为那是针对你个人的。我试着让自己牢记，我的职责是照顾患者，所以如果我能提升管理层对我工作职责的理解程度，那就是额外的收获了。”

医生职业——成为一名医院医生（Hospitalist）

随着很多的内科医生和全科医生将成为一名医院医生列入自己的工作目标，医院医疗（hospital medicine）成为了美国增长速度最快的医学专业。2012 年，医院医生的工资中位数是 220 000 美元，高出诊所家庭医生的平均工资（全科和内科医生平均工资为 177 000 ~ 190 000 美元）。

“在我们当中，相当多的住院医生结业后选择成为医院医生，”佛罗里达州医院家庭医学部与老年患者协会主任 Ariel Cole 说：“对他们当中的一些人来说，从住院医生到医院医生是一个舒适的过渡。在我看来，对另一些人来说，最大的吸引力是只要对自己在上班时间段的事情负责就够了——他们不需要全身心扑在工作上，这给了他们更多的工作 - 生活平衡状态。”

做自己的老板

Ed Douglas，一位私营全科医生，对自主创业的现状非常满意：“当初我成为医生的一个重要原因就是想要自己执业。已经成型的系统是很难改变的，大型的已有体系几乎是不可能做出改变的！所以我想从一开始就走对方向。”

尽管他很清楚这种方式最大的制约在于资金短缺，“我依然有不错的、令人满意的收入，如果我被医院雇用，在典型的装配线式的办公室里工作，我会挣得更多。相比起来，我愿意用丰厚的薪水来交换自己制定决策的自由。私人执业模式并不是适合所有人的，尤其是在如今的医疗保健环境中。但对我来说，保持自由、管理自己的事业更重要。让我开心的是做我享受的工作，而不是所有的工作。”

刚刚转换到一种近似于私人执业的工作模式，我得承认我现在作为医生比以往任何时候都觉得开心。尽管我的情况有点特别，因为我可以说是在急症医疗机构的保护伞下工作，跟以往在完全雇佣式的组织工作经历相比，现在我的工作有很高的灵活度和自由度。虽然跟 Douglas 医生一样，我的收入也有了轻微的下滑，但我的医生职业让我得到了快乐，这比薪酬更重要。

小型集团执业

虽说数量多往往意味着力量大，尤其是能落实保险合同更令人放心，但小型的集团执业模式仍然有很多的优点。这种模式成功的关键在于找到有共同职业信念和风格的合伙人。遇到你不在办公室的时候，应该由可信赖的同事担任起你的职责；如果你是集团管理层的一名合伙人，也需要能够和他们分担管理职责。

最近，通过与急症医疗中心的合作，我加入了一个小型集团。在集团中我提供家庭医疗服务，但我不在办公室的时候，如果遇到急诊，急症中心的医生就会承担起我的职责。因为急症中心一周七天营业，我对患者们在任何时候都能够获得医疗服务很有自信，我回到办公室后也能够及时跟进患者的就诊情况。这种模式让我有机会建立自己的每周工作表，并且即使我有越来越多的时间不在办公室里，也不会有抛弃患者不管的负罪感。同时，这种模式也为急症中心带来了更多的患者，是一种双方互利、高满意度的管理模式。

医学学术

Ariel Cole 医生作为老年患者协会主任加入了家庭医学住院医生的团队。“我喜欢老年患者……喜欢他们的故事，倾听那些活着的历史。我也非常享受那种挑战。老年患者医疗不是一本照本宣科的菜谱，你得用脑子才能做好，虽然有时候这项工作令人沮丧。”

Jennifer Keehbauch 医生已经在她自己的团队中工作了 12 年。她热爱自己的工作，因为这段工作经历令她在专业上成长和转变。“我已经重塑了自己很多次，几乎每三到五年就有一次，” Jennifer Keehbauch 医生这样说：“最初的我只是一个年轻的团队成员，然后我成为了研究主任。我建立了一个医疗落后区域项目，成为了继续医学教育主任。现在的我是一名医院医生。我在不断变换着自己的角色。”

“直接家庭医疗（DPC）”或微观实践

直接家庭医疗（Direct Primary Care）是一种相对比较新型的实践模式，这种模式为患者提供综合的医疗护理，向患者收取会员费用，大概是每个月 50～150 美元。[135]这种模式正在受到越来越多患者的欢迎，尤其是对于那些保险自付额度相当高的患者来讲，是一种省钱方法。推广这个模式的医生可以用销售价格较低的按人头管理的服务（不是保险），使得他们医生能够用更多的时间来应对较少的患者，同时保障他们始终能够获得公平的酬劳。

除此之外，医生还面临很多可行的雇佣机会，如会员制医疗（Concierge care）、精品医疗、职业医疗、急症医疗甚至是一些临时服务。为什么不把全国甚至全球旅行作为自己工作内容的一部分呢？

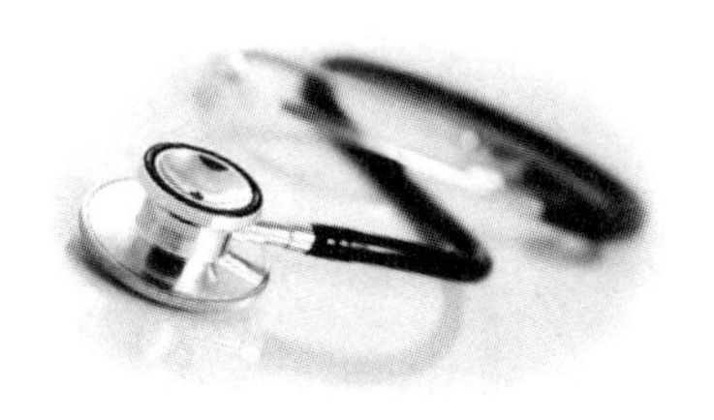

第五十三章

发起倡议

现在你已经拥有了成为明星医生的工具，也有了足够的资格来为你的职业和你的患者发起倡议。这样做很简单，就像给国会议员寄一封与医疗相关法案的邮件或是出席当地医学学会会议一样。如果你能加入州立或国立的医学会，在相关的政治程序中更加积极地参与，那就更好了。

几年前，我有幸出席在华盛顿举行的全科医学国会会议（FMCC，Family Medicine Congressional Conference），那对我来说是不可多得的、令我眼界大开的经历。当我发现我们的代表对医生职业的工作内容了解如此有限时，我非常吃惊。

在拜访当选官员的过程中，我看到游说人士进进出出，每个人都代表着他们自己的专门利益。轮到我们的时候，我们为自己的医生角色发起倡议，解释我们每天为患者做了哪些事时，国会工作人员问了我们很多问题，暴露出他们对这个职业的诸多误解，这让我们非常吃惊。

问题的挑战在于，由于诊疗工作非常繁忙，我们没有时间去参与那些在当今医疗环境下至关重要的政治进程。但是如果我们不直接为自己发起倡议，其他的政治势力计划的推行将领先我们一步。或正如海湾家庭健康中心医生、佛罗里达州全科医生学会代表，Ajoy Kumar 医生所说的那样："如果你不出现在谈判桌上，很可能就会出现在菜单里。"

另外一种我们可以采取的方式是通过政治行动委员会(PAC)发起倡议。政治行动委员会赞助的说客会把我们的信息传递给当选代表，并对有志于促进医疗保健项目议程推行的代表竞选进行资助，从而帮我们省却了奔赴州首府或首都的时间。

我得承认，以前我从未有过加入美国医学协会(AMA)或其他政治行动委员会的热切渴望。因为这些团体似乎从未代表过我的利益，也未曾为我的日常生活增加任何价值。直到我的导师 Ajoy Kumar 医生指出："如果你不是这些组织的一员，又怎么能改变当前的政策呢?"从那以后，我开始考虑扮演更加积极的角色。

"单凭外围的大声疾呼，是不能促成什么改变的。" Ajoy Kumar 医生解释说："你需要在内部付出热情、坚持和努力。抱着一种积极的态度参与其中，即使未能成功，也会起到一定的影响作用。"

政治真相之一在于：通过捐款，你就能迈进决策的大门并让人们听到你的声音。另外，人数越多，力量就越大。全科医学国会会议(FMCC)的调查显示，如果每一位全科医生每年捐助 100 美元，这个组织就能成为全美最强大的政治行动委员会。

当然，作为一位政治行动委员会的捐助者，你就会想要知晓并参与讨论所在团体向政府传达的信息，甚至考虑成为一名政策制定者。那都是可能的，只要你愿意开始行动。

Kumar 医生解释说："作为一名家庭医生，现今在美国医学界通过你自己的努力仅仅为患者发起倡议是远远不够的，你必须也为你自己和你的专业发起倡议，那样你才能够继续为自己的患者提供他们需要和应得的医疗服务。"

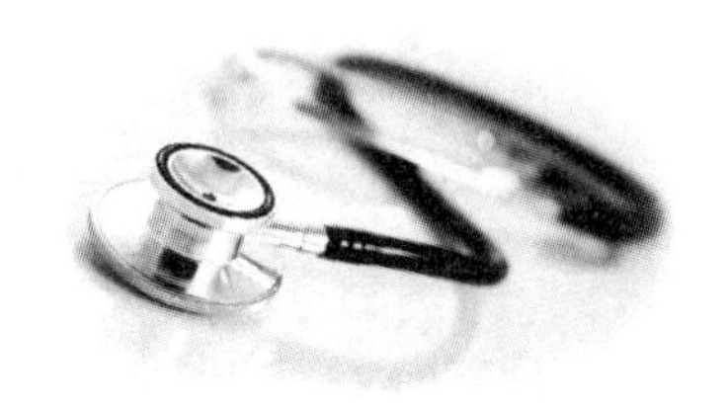

第五十四章

总　结

医生工作倦怠是非常严峻的问题，而且，现今的卫生保健系统让医生的疲惫感日益加剧，使得工作倦怠的问题更加突出。然而，工作倦怠是无法避免的。明星医生法则将给你作为医生的力量，让你重新获得在医学院时那种开启职业旅程的热情。医生需要获得更多力量，那样我们才能给患者提供他们应得的高质量医疗和护理，也能在我们自己的生命中找到医学实践的幸福感。

明星医生法则：

1. 任何时候与患者相处，都要记住你是在“舞台上”

作为明星医生，最重要的角色是履行自己的职责，并且要履行好这份职责。当你登上舞台进行表演时，你必须展示出理想医生的形象：和蔼、自信、有爱心，即便有时你的自我感觉不是那么好。你需要履行自己的职责，请牢记：任何时候，只要你出现在患者（或职员、同事）面前，都是在展示自己。这不仅会让你的职业实践受益，也会让你自己受益。当你开始像明星一样展示自己，你就会慢慢成为一个真正的明星。同时记住，走上舞台展示自己是医生职业成功的关键，适时走下舞台也是医生预防工作过劳、获得职业幸福感的办法。

2. 在有疑问时，要常常问问自己："这符合患者最佳利益吗？"

要成为一名成功的医生，特别是一名明星医生，最基本的底线是永远都别忽略对患者的关注。如果你经常问自己："这个决定确实是代表患者的最佳利益吗？"你就永远不会出错。然而，在考虑患者的最优医疗的同时，我们还要思考什么是维护医生自身最佳利益的因素。与工作倦怠、状态糟糕的医生相比，坚强有力、热情充沛的医生更能为患者提供高质量的服务。

作为医生，有时候我们不得不做出一些看起来似乎对患者不利的决策，如减少出诊时间或半夜不接电话。然而事实上，把我们自己的生活质量放在第一位反而会让我们能够照顾到更多患者，让我们有更多的爱心，甚至能延长我们的职业寿命。

3. 时刻准备着为患者服务

明星一定要有观众群，对于医生来说，让患者能够在诊所找到你是提高他们的满意度和你自己获取可观收入的关键。那意味着你需要尽最大可能，在一天之内为你负责的患者腾出很多的办公时段。你需要为你的患者安排多次复诊，如果他们有任何关于就诊、病历文件查询以及其他需求，别犹豫，让他们来诊所解决问题。明星医生会采取一些技巧并花尽量少的时间在患者的非直接护理上，但在上班时间他们自己的患者永远都能在诊所里找到他们。

然而，即使是明星医生也不可能（也不应该）在一天当中的任何时间都随叫随到。我们必须给自己的心理健康留出时间，其中包含花在诊所之外的时间。明星医生会安排可信赖的同事或其他便捷医疗中心在必要的时候承担起自己的职责，他们也总是会在回到诊所后及时跟进患者的情况。

4. 学会表达同理心

即使是在你感觉糟糕的一天，你也可以试着露出一个微笑或者关切的表情，向患者表达你的同理心。站在患者的角度考虑问题能让事情变得大不一样，即使你需要"在真正成功前，假装成功"。向你的刺儿头患者表达同理心尤为重要。

经证实，表现出同理心能够转化成真正的同理心，这是每个人都能学会的。如果你努力表达同理心，就会发现真正体会对方的感受变得越来越容易，这会减少医生的压力和过劳情况。

5. 倾听你的患者

倾听是一项简单易行的举措，也是医生获得成功临床经验的关键。只需要多花几分钟(甚至是多花六秒钟)的时间，你就会成为患者们喜欢见到的明星医生，同时他们也会提供帮你做出正确临床判断所需要的各种信息。花时间聆听其实会缩短我们在诊所的工作时间，同时也会让患者感觉问诊的时间变长了。请记住，我们的倾听和我们的处方具有同等的治疗效果。

6. 让"问题清单"成为你最好的朋友

不要再对那本厚厚的医学病历敲敲打打、翻来翻去了，那是对自己的一种折磨，你需要建立一份精简的问题清单，这样就能高效率地利用出诊时间并取得更好的效果。多花一些必要的额外时间建立一份真正有效的问题清单，会大幅提升你诊所的工作效率，也能让你把注意力从病历上转移出来，更好地关注患者需求。

7. 学会通过观察获取身体检查结果

明星医生会利用一切机会节约时间。直接的身体检查通常在医学上都是合乎规范的，只要有需要就应该对患者立刻实施。在与患者交谈的过程中，只需要简单地触碰双手、手肘、肩膀或检查脉搏就能建立身体接触，并且不用花时间去做那些无用且侵害身体的检查。

8. 健康维护：融入到每次看诊中

毫无疑问，抓住一切机会在问诊中跟进患者的健康维护信息是明星医生都会采用的策略。所有的患者都应该获得以循证为基础的预防性保健，即使没有为他们安排"常规"的保健问诊。明星医生通过使用高效率的问题列表，会花一点时间回顾患者关键性的预防保健服务项目，如即使在慢性病管理或急症诊疗中，明显医生也会关注癌症筛查。

9. 尽量增加医患面对面时间

明星医生一定要避免任何缩短与患者面对面问诊时间的情况。这一点能够让他们关注医患关系，这也是医疗职业的核心，同时还能提升医患双方的满意度。通过分给其他人，或采用划分职责或创建模板表单的方式避免承担非临床责任，有助于将你的盈利能力最大化，同时减少工作倦怠的情况。

10. 你不需要知道所有的答案，只需要知道在哪里能找到它们

尽管接受了最少 11 年、20 000 小时的职业培训，我们还是无法获得所有问题的答案。唉，我们知道的甚至都不到冰山一角。也许那正是我们追求卓越品质的体现——我们接受这个现实，并不断地付出努力来扩充自己知识量、提升医疗质量。创建灵活的工具和资源，把它们放在你触手可及的地方，会优化患者的问诊体验。当看到你的电脑里存满了最新的循证医学指南，患者会对你的临床敏锐度赞叹不已，同时这也能提升你的诊疗效率。

11. 不要低估自己的工作

在多年的职业培训中，我们习惯了为治疗患者而牺牲自己的幸福。我们饱受睡眠不足之苦，不能花时间陪伴家人朋友，在当住院医生那几年拿着微薄的薪水，压低了自己的盈利潜能。这个过程中，我们的助学贷款随着滚滚利息不断上涨。

现在，是时候为我们自己做点什么了！作为明星医生，我们为患者发起倡议，为社区提供医疗教育，为医学界的未来开展培训。我们必须不仅仅为患者疾呼，也需要为作为医生的自己呐喊。

我们需要学会使用正确的医保收费代码，避免非临床性任务，确保自己提供的专业服务获得足够的薪水报酬。我们也需要通过为自己的职业献计献策，让当选代表听到我们的声音，从而关注政策和政府在医疗保健领域的大方向。

12. 把心理健康当做重中之重

虽然这是最后一条法则，它却可能是最重要的一条。毫无疑问，保证自己的身心健康，从而实现工作－生活平衡是至关重要的，同时也是明星医生法则的核心。我们不仅是患者的行为榜样，也是未来医生的标杆楷模；我们的职责要求我们重视持续自我成长与培育的重要性。为了我们自己和患者的双重利益，我们必须把治病救人的使命内化，把自身的心理健康、工作－生活平衡放在首位。

请记住，你不是一位简单的医生。你是一位明星医生。

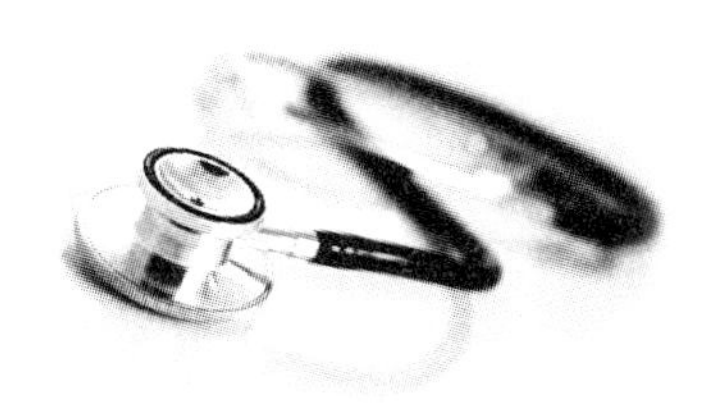

致谢

感谢我的明星编辑 Newt Barrett(同时也是我的患者和朋友)提供的慷慨指导和支持，否则我绝不可能完成这本书的写作。他自始至终的鼓励(包括类似“你是一个依从性很差的作家吧”这样的邮件)给了我完成这项长达三年漫长工程的动力。在写这本书的过程中，他在每一个环节中都不吝帮助，给予我难能可贵的指导和支持。

另外，感谢各位明星医生对本书的倾力相助，没有你们的帮助这本书是不可能完成的，这些医生的名字都列在下面的鸣谢表里。Douglas Meuser 医生，我的实习顾问，是第一个给予我写出“走上舞台：扮演‘医生’的角色”这一章节灵感的人，同时他也为我提供了大量有价值的访问信息。

Jennifer Keehbauch 医生，从我在医学院四年级担任实习医生开始，就一直是我的导师和启蒙者，在这本书的编辑过程中，她为我提供了许多有价值的见解和帮助。

我亲爱的朋友 Roberta Chung 以及 Emily Nabors 医生，我们的友谊从艰难的住院医生时代就开始了，他们作为明星医生与我分享了自己的见解，并慷慨地提供了尖锐而真诚的反馈，这是我切实需要的。我的现任雇主，前记者 Rob McGann

不辞辛苦地阅读了本书手稿，并提供了有关写作技巧和撰写格式的建议。

感谢那些阅读了本书初稿并提供反馈建议的医生们：Jay Lee，Elizabeth Shandor，Charles Neal，Easton Jackson，以及 Ed Douglas。另外，Megan Janson 医生及四年级医学院学生 Anisha Patel 从住院医生视角出发为我提供了阅读反馈。心理学博士 Steve Cohen 从一位关心医生心理健康的心理学专家角度，添加了许多有价值的看法。感谢我优秀的办公室主管 Ashley Law 阅读本书初稿。

这本书的很多观点都受到 Paul Marsolek 启发，他是一位医院管理者，患者满意度专家，与我在所在地区的医生集团共事。他经常指出我的职业成功之处在于获得了超高的患者满意度（令我尴尬的是他常常在大型团体会议上这么做），并且告诉我他在给医生团体做讲座的时候经常举我的例子。

当然，感谢我可爱的患者们，感谢你们允许我进入你们的生活。我想特别感谢 Bob Lang，他在患者满意度调查中把我称为“明星医生”，为这本书的命名提供了灵感。

鸣谢表

Roberta Chung：医学博士，全科医生，佛罗里达州奥兰多市。

Ariel Cole：医学博士，佛罗里达州奥兰多市。美国全科医生学会会员，老年病学资格证书持有者，佛罗里达医院老年人联谊会主任。

Ed Douglas：医学博士，全科医生，斯普林菲尔德私人执业医生。

Alan Falkoff：医学博士，全科医生，康涅狄格州斯坦福德市。康涅狄格州最佳全科医生奖获得者。

Carrie Gittings：医学博士，全科医生，李氏纪念健康系统社区卫生中心。佛罗里达州立大学兼职教师。

John Gross：医学博士，全科医生，佛罗里达州圣彼德斯堡。圣安东尼基础保健中心主任。

Easton Jackson：医学博士，全科医生，犹他州西谷市。私人执业医生。

Jennifer Keehbauch：医学博士、全科医生，佛罗里达州奥兰多市。佛罗里达医院全科医学住院医生计划成员，2007 年度最佳全科医生，2014 年佛罗里达州全科医生学会主席。

Ajoy Kumar：医学博士、全科医生，佛罗里达州圣彼德斯堡。美国医学协会代表。

Paul Marsolek：忠诚敬业协会主任，卫生管理协会绩效提升总监，卫生保健书籍出版物作者。

Douglas Meuser：医学博士，全科医生。佛罗里达州立大学医学院教师，中佛罗里达大学学生健康医生，中佛罗里达大学体育教育项目医生主任，年度最佳全科医生成员获奖者。

Emily Nabors：医学博士，全科医生，私人执业医生，北卡罗来纳州莫里斯威尔市。2010 年最有影响力女性。2011 年患者选择奖获得者。

Charles Neal：医学博士，全科医生，伊利诺利州弗农山。

Beth Shandor：医学博士，内科医生，宾夕法尼亚州费城。

Carlos Portu：医学博士，内科医生。佛罗里达州马克岛。曾在《那不勒斯每日新闻报》发表“白大褂手记”系列文章。2012 年医生区域医疗系统年度最佳医生。

David Voran：医学博士，全科医生，私人执业医生，密苏里州普拉特城。

注 释

[1] http://www.medscape.com/viewarticle/8384377.

[2] Arch Intern Med. 2012; 172(18): 1377-1385. doi: 10.1001/archinternmed.2012.3199.

[3] A RAND Corporation study: Retail Clinic Visits and Receipt of Primary Care. J Gen Intern Med, v. 28, no. 4, Apr. 2013, p. 504-512.

[4] Ann Fam Med. Time Spent in Face to Face Patient Care and Work Outside the Examination Room. Andrew Gottschalk, BS; Susan A. Flocke, PhD. Ann Fam Med. 2005, 3(6): 488-493.

[5] http://www.ncbi.nlm.nih.gov/pmc/articles/PMC539473/ J R Soc Med. May 2003, 96(5): 219-222.

[6] http://www.amaassn.org/resources/doc/amafoundation/healthlitclinicians.pdf.

[7] Mayo Clinic Proceedings. Volume 81, Issue 3, Pages 338 - 344, March 2006. Patients' Perspectives on Ideal Physician Behaviors. Neeli M. Bendapudi, PhD, et al. http://www.mayoclinicproceedings.org/article/S0025-6196(11)61463-8/abstract.

[8] Communication Practices of Physicians with High Patient Satisfaction Ratings. Tallman, et al. Perm J 2007 Winter, 11 (1): 19-29. www.ncbi.nlm.nih.gov/pmc/articles/PMC3061374/.

[9] How Do Distress and Well being Relate to Medical Student Empathy? A Multicenter Study. http://link.springer.com/article/10.1007/s 11606-006-0039-6.

[10] The Devil is in the Third Year: A Longitudinal Study of Erosion of Empathy in Medical School. Hojat, Mohammadreza PhD; Vergare, Michael J. MD; Maxwell, Kaye; Brainard, George PhD; Herrine, Steven K. MD; Isenberg, Gerald A. MD; Veloski, Jon MS; Gonnella, Joseph S. MD. doi: 10.1097/ACM.0b013e3181bl7e55. Academic Medicine: September 2009 - Volume 84 - Issue 9 - pp 1182-1191.

[11] Front Hum Neurosci. 2013, 7: 233. 2013. Doi: 10.3389/ fnhum.2013.00233.

[12] Differences in medical students' empathy. Newton, Bruce W; Savidge, Mildred A; Barber, Laurie; Cleveland, Elton; Clardy, James; Beeman, Gail; Hart, Thomas. Acad Med Vol 75 (12), Dec 2000, 1215.

[13] Mayo Clinic Proceedings. Volume 80, Issue 12, December 2005, Pages 1613 - 1622. Liselotte N. Dyrbye, MD. http: //www. sciencedirect. com/science/article/pii/S002561961 1610574.

[14] Students lose empathy for patients during medical school. MYRLE CROASDALE-Posted March 24, 2008. Amednews. com

[15] Striking a balance: Training medical students to provide empathetic care. Rosenfield, Paul J; Jones, Lee. Medical Education, Vol 38(9), Sep 2004, 927 - 933. doi: 10. 1111/j. 1365 - 2929.2004.01931. x. http: //psvcnet. apa. org/index. cfm? fa = search. displayRecord&uid = 2004 - 17982 - 002.

[16] Montague E, Chen P, Xu J, Chewning B, Barrett B. Nonverbal interpersonal interactions in clinical encounters and patient perceptions of empathy. J Participat Med, 2013 Aug 14, 5: 33. http: //ffww. jopm. org/evidence/research/2013/08/14.

[17] http: //www. ncbi. nlm. nih. gov/pmc/articles/PMC1494899/ What is Clinical Empathy? J Gen Intern Med, Aug 2003, 18(8): 670 - 674.

[18] Differences in medical students´ empathy. http: //psvcnet. apa. org/psycinfo/2000 - 14369 - 001. Newton, Bruce W; Savidge, Mildred A; Barber, Laurie; Cleveland, Elton; Clardy, James; Beeman, Gail; Hart, Thomas. Academic Medicine, Vol 75(12), Dec 2000, 1215. doi: 10.1097/00001888 - 200012000 - 00020.

[19] Dr. Fleeson. Wake Forest University, Journal of Personality 2012.

[20] http: //www. aafp. org/dam/AAFP/documents/news/NP - Kit - FP - NP - UPDATED. pdf.

[21] Asia Pacific Family Medicine. january 2014, 13: 2. Importance of physicians' attire: factors influencing the impression it makes on patients, a cross sectional study. Hiroshi Kurihara, et al.

[22] Practices of Physicians With High Patient Satisfaction Ratings. Karen Tallman, PhD; Tom Janisse, MD; John T Hsu, MD, MBA, MSCE. Perm J. 2007 Winter; 11(1): 19 - 29.

[23] http: //www. gallup. com/poll/1654/honesty-ethics-professions. aspx.

[24] ETHICS IN MEDICINE. University of Washington School of Medicine. https: //depts. washington. edu/bioethx/topics/truth. html

[25] Primary Care Companion to The Journal of Clinical Psychiatry. Lies in the Doctor Patient Relationship. John J. Palmieri, MD and Theodore A. Stern, MD. http: //www. ncbi. nlm. nih. gov/pmc/articles/PMC2736034/.

[26] Apology in Medical Practice: An Emerging Clinical Skill. Aaron Lazare, MD. JAMA 2006; 296 (11): 1401 - 1404. doi: 10. 1001/jama. 296. 11. 1401.

[27] Journal of General Internal Medicine. Physician Respect for Patients with Obesity. Mary Margaret Huizinga, MD, MPH; Lisa A. Cooper, MD, MPH, and Mary Catherine Beach, MD, MPH. http: //www. ncbi. nlm. nih. gov/pmc/articles/PMC2771236/ Thoroughness.

[28] Are physicians' attitudes of respect accurately perceived by patients and associated with more positive communication behaviors? Mary Catherine Beacha, Debra L. Roterd, Nae Yuh Wanga, Patrick S. Dugganb, Lisa A. Coopera. http: //www. sciencedirect. com/science/article/pii/S0738399106001868.

[29] Environ Health Perspect. Oct 2011, 119(10): a426 - a427.

[30] Identifying the Causes of Staff Turnover. Judy Capko. Fam Pract Manag. 2001 Apr, 8(4): 29 - 33.

[31] Does the "Office Nurse" Level of Training Matter in the Family Medicine Office. Erickson, et al. doi: 10. 3122/ jabfm. 2012. 06. 110138. J Am Board Fam Med. November-December 2012 vol. 25 no. 6854 - 861.

[32] Demonstrating the Value of the RN in Ambulatory Care. Beth Ann Swan, et al. Econ. 2006, 24 (6): 315 - 322.

[33] Envisioning New Roles for Medical Assistants: Strategies From Patient-Centered Medical Homes. Dana Naughton, et al. Fam Pract Manag, 2013 Mar - Apr, 20(2): 7 - 12.

[34] Understanding Medical Assistant Practice Liability Issues. Carolyn Buppert. Dermatology Nursing 2008, 20(4): 327 - 329.

[35] LPN Scope of Practice. White Paper 2005, https: //www. ncsbn. org/Final_1 1_05_Practical_

Nurse_Scope_Practice_White_Paper. Pdf.

[36] Keys to High Functioning Office Teams. Anton J. Kuzel, MD, MHPE. Fam Pract Manag 2011 May - June; 18(3): 1518.

[37] How Many Staff Members Do You Need? Crystal S. Reeves, CPC. Fam Pract Manag 2002 Sep; 9(8): 45 - 49.

[38] http: //www. ncbi. nlm. nih. gov/pmc/articles/PMC3776508/.

[39] http: //www. bmj. com/content/331/7531/1524.

[40] Fam Med 2011: 43 (9) 643 - 7 http: //www. stfm. org/fmhub/fm201 l/October/William643. pdf.

[41] http: //www. aiicjournal. org/ article/SO 196 - 6553(11)01011 - X/abstract.

[42] http: //www. bmi. com/content/328/7438/501.

[43] https: //articles. mercola. com/sites/articles/archive/2008/01/02/doctors-interrupt. aspx. TAMA Ian 20, 1999, 281: 283 - 287.

[44] Length of patient's monologue, rate of completion, and relation to other components of the clinical encounter: observational intervention study in primary care. BMJ 2004; 328 doi: http: //dx. doi. Org/10. l 136/bmi. 328. 7438. 501 (Published 26 February 2004).

[45] http: //www. ncbi. nlm. nih. gov/pmc/articles/PMC306l374/.

[46] http: //www. ncbi. nlm. nih. gov/pmc/articles/PMC306l374/.

[47] hrtp: //www. uspreventiveservicestaskforce. org.

[48] http: //www. aafp. org/fpm/2009/090Q/pl2. html.

[49] Communication Practices of Physicians With High Patient Satisfaction Ratings. Karen Tallman, PhD; Tom Janisse, MD; John T Hsu, MD, MBA, MSCE. http: //www. ncbi. nlm. nih. gov/pmc/articles/PMC3061374/.

[50] CMAJ, May 1, 1995, 152(9): 1423 - 1433. Effective physician patient communication and health outcomes: a review. M A Stewart. http: //www. ncbi. nlm. nih. gov/pmc/articles/PMC 1337906/? page = 11.

[51] The Enduring Impact of What Clinicians Say to People with Low Back Pain. Darlow et al. Ann Fam Med 2013; 11 (6): 527 - 534.

[52] http: //www. cms. gov/Outreach-and-Education/Medicare-Learning-Network-MLN/MLN Products/downloads/AW^VChartICN905706. pdf

[53] http: //medicaleconomics. modernmedicine. com/medical-economics/news/how-manufacturing-process-transformed-healthcare – deliverv.

[54] http: //profitable-practice. softwareadvice. com/value-stream-mapping-to-improve-workflow -0114/.

[55] http: //qualitysafety. bmi. eom/content/21/l/47. long.

[56] http: //www. acponline. org/runningpractice/practicemanagement/education/practice efficiencv. pdf.

[57] https: //www. scopeofpain. com/tools-resources/.

[58] http: //www. iustice. gov/dea/druginfo/ds. shtml.

[59] Frequency of Failure to Inform Patients of Clinically Significant Outpatient Test Results. Lawrence P. Casalino, MD et al. Arch Intern Med. 2009, 169(12): 1123 – 1129. doi: 10. 1001/archinternmed. 2009. 130. http: //archinte. iamanetwork. com/article. aspx? articleirl =415120.

[60] Management of Laboratory Test Results in Family Practice. J Fam Pract 2000 August; 49(08): 1 – 8. James W. Mold, MD et al. http: //www. ifponline. c. om/home/article/management-of-laboratory-test-results-in-family-practice/6bf8falcb56cafblcd7fde71 lfeef78b. html.

[61] The Impact of Prior Authorization Requirements on Primary Care Physicians' Of fices: Report of Two Parallel Network Studies. J Am Board Fam Med May 1, 2013, 26: 340.

[62] http: //medicaleconomics. modernmedicine. com/medical-economics/news/curing-prior-authorization-headache? page = full.

[63] http: //www. americangeriatrics. org/files/documents/beers/2012BeersCriteria TAGS . pdf.

[64] Ann Fam Med Nov 2005, 3(6): 488 – 493. Andrew Gottschalk, BS and Susan A. Flocke, PhD. http: //www. ncbi. nlm. nih. gov/pmc/articles/PMCl466945/# ffn sectitle. [65] http: // www. aafp. org/fpm/2004/070Q/p43. html. Should You Charge Your Patients for "Free" Services? Leigh Ann Backer. Fam Pract Manag 2004 Jul – Aug, 11(7): 43 – 53.

[66] http: //www. ncbi. nlm. nih. gov/pmc/articles/PMC306l374/.

[67] The Associated Press/Ipsos Poll: Almost A Third Of Americans Say Paying For Drugs Is A

Problem In Their Families.

[68] Cost Related Medication Underuse Among Chronically III Adults: the Treatments People Forgo, How Often, and Who Is at Risk. John D. Piette, PhD; Michele Heisler, MD; and Todd H. Wagner, PhD. https://www.ncbi.nlm.nih.gov/pubmed/15451750.

[69] Cost Related Medication Underuse: Do Patients With Chronic Illnesses Tell Their Doctors? John D. Piette; Michele Heisler; Todd H. Wagner. Arch Intern Med, 2004, 164(16): 1749 - 1755. Doi: 10.1001/archinte.164.16.1749.

[70] Journal of General Internal Medicine. January 1996, Volume 11, Issue 1, pp 1 - 8. The difficult patient. Dr. Steven R. Hahn MD, et al. http://link.springer.com/article/10.1007/BF026Q3477.

[71] http://www.biomedcentral.eom/l472 - 6963/6/128. BMC Health Services Research, 2006.

[72] The Patient Physician Relationship and Medical Utilization. Denis J. Lynch, Ph. D., et al. http://www.ncbi.nlm.nih.gov/pmc/articles/PMC2018838/. [73] Mental Illness Statistics. The Kim Foundation. http://www.thekimfoundation.org/html/about mental ill/statistics.html.

[74] Western Journal of Medicine, BMJ Group. The poor physical health of people with mental illness. David P J Osborn. http://www.nebi.nlm.nih.gov/pmc/articles/PMC 1071612/.

[75] Somatoform Disorders. OLIVER OYAMA, PhD, et al. Florida Am Fam Physician 2007 Nov 1, 76(9): 1333 - 1338. http://www.aafp.org/afp/2007/1101/pl 333.html.

[76] Physicians Postgraduate Press, Inc. On Clinicians'Professional Difficulties. Frank V. deGruy, M.D., M.S.F.M.

[77] Somatization: Diagnosing it sooner through emotion focused interviewing. Fam Pract. 2005 March, 54(03): 231 - 243. http://www.ifponline.com/fileadmin/ifp archive/pdf/5403/5403TFPAppliedEvidence2.pdf. [78] Psychosom Med. 2002 Mar-Apr, 64(2): 258 - 266. The PHQ - 15: validity of a new measure for evaluating the severity of somatic symptoms. Kroenke K´Spitzer RL, Williams JB.

[79] J Psychosom Res. 2010 Jun, 68(6): 521 - 33. Doi: 10.1016/j.jpsychores.2009.10.012. Epub 2010 Jan 15. Effect of psychiatric consultation models in primary care. A systematic

review and meta analysis of randomized clinical trials. van der Feltz Cornelis CM, Van Os TW, Van Marwijk HW, Leentjens AE. http: //www. ncbi. nlm. nih. gov/pubmed/20488268.

[80] Gen Hosp Psychiatry. 1994 Nov, 16(6): 381 - 387. Effectiveness of psychiatric intervention with somatization disorder patients: improved outcomes at reduced costs. Rost K1, Kashner TM, Smith RG Jr. http: //www. ncbi. nlm. nih. gov/pubmed/7843574.

[81] Efficacy of treatment for somatoform disorders: a review of randomized controlled trials. Kroenke K. http: //www. ncbi. nlm. nih. gov/pubmed/18040099.

[82] Population based study of fatigue and psychological distress. BMJ 1994; 308. doi: http: //dx. d0i. 0rg/lQ. l 136/bmi. 308. 6931. 763 (Published 19 March 1994). [83] Prevalence of Fatigue and Chronic Fatigue Syndrome in a Primary Care Practice. David W. Bates, MD, et al. Arch Intern Med. 1993, 153 (24): 2759 - 2765. doi: 10. 1001/ archinte. 1993. 00410240067007. http: //archinte. iamanetwork. com/article. aspx? articleid = 618202.

[84] Chronic Fatigue in Primary Care: Prevalence, Patient Characteristics, and Outcome. Kurt Kroenke, MD; et al. JAMA. 1988, 260(7): 929 - 934. doi: 10. 1001/jama. l988. http: // jama. iamanetwork. com/article. aspx? articleid = 373491. [85] Journal of General Internal Medicine. August 1993, Volume 8, Issue 8, 436 - 440. Psychiatric disorders and medical care utilization among people in the general population who report fatigue. Dr. Edward A. Walker MD, et al.

[86] Canadian Family Physician. May 2007 vol. 53 no. 5 892.

[87] Advances in Psychiatric Treatment (2000) 6: 57 - 64. doi: 10. 1192/ apt. 6. 1. 57. [88] Improving Patient Communication in No Time. Ellen J. Belzer, MPA. Fam Pract Manag, 1999 May, 6(5): 23 - 28.

[89] Taking Care of the Hateful Patient. ames E Groves, MD. NEJM 298 (16): 883 - 887, 1978 April 20.

[90] Outliers: The story of success (309pp.). By Malcolm Gladwell. New York: Little Brown, 2008.

[91] http: //www. aafp. org/dam/AAFP/documents/news/NP-Kit-FP-NP-UPDATED. pdf

[92] Fasting Time and Lipid Levels in a Community Based Population. A Cross-sectional Study. Arch

Intern Med 2012; 172(22): 1707 – 1710. dol: 10.1001/ archinternmed.2012.3708. http://archinte.iamanetwork.com/article.aspx? articleid = 1391022. Fasting might not be necessary before lipid screening: a nationally representative cross-sectional study. Pediatrics, 2011 Sep, 128(3): 463 – 70. doi: 10.1542/peds.2011 – 0844. Epub 2011 Aug 1. http://www.ncbi.nlm.nih.gov/pubmed/21807697. Is fasting necessary before lipid tests? BMJ 2012; 345. doi: http://dx.doi.org/10.1136/bmi.e7662 (Published 14 November 2012). http://www.bmi.com/content/345/bmi.e7662

[93] American Journal of Nursing. February 2013, Volume 113, Issue 2, p 15. http://journals.lww.com/ajnonline/Fulltext/2013/02000/NewsCAP_Fasting_for_lipid_screening_may_be.6.aspx

[94] Medscape Family Physician Compensation Report, 2014. http://www.medscape.com.

[95] Am J Med 2001, Dec 21; 111(9B): 15S – 20S. Primary care physician attitudes regarding communication with hospitalists. Pantilat SZ, Lindenauer PK, Katz PP, Wachter RM. http://www.ncbi.nlm.nih.gov/pubmed/11790363.

[96] Hospitalists and family physicians: Understanding opportunities and risks. Fam Pract 2004 June; 53(06): 473 – 481. Ann Scheck McAlearney, ScD. http://www.ifponline.com/index.php? id = 22l43&tx ttnewsltt newsl = l67362.

[97] http://www.fojp.com/sites/default/files/InFocus_Spring13_0.pdf.

[98] http://www.cms.gov/Outreach-and-Education/Medicare-Learning-Network-MLN/MLN Products/Downloads/Transitional-Care-Management-Services-Fact-Sheet-ICN908628.pdf.

[99] CPT, 2012. American Medical Association. All rights reserved.

[100] Canadian Family Physician. january, 2012 vol. 58 no. 152 – 54.

[101] http://www.ajemiournal.com/article/S0735 – 6757(13)00405 – 1/abstract.

[102] http://www.northwestern.edu/newscenter/stories/2014/01/do_doctors_spend_too_much_time_looking_at_computer_screen.html

[103] http://www.modernhealthcare.com/article/20130824/MAGAZINE/308249958#.

[104] How to Get All the 99214s You Deserve. Emily Hill, PAC. Fam Pract Manag 2003 Oct; 10(9): 31 – 36. http://www.aafp.org/fpm/2003/1000/p31.html.

[105] Coding "Routine" Office Visits: 99213 or 99214? Before choosing 99213 for routine visits, consider whether your work qualifies for a 99214. Peter R. Jensen, MD, CPC. Fam Pract Manag. 2005 Sep; 12(8): 52 - 57. http: //www.aafp.org/fpm/2005/0900/p52.html.

[106] The Painful Truth: Physicians Are Not Invincible. Merry N. Miller, MD, K. Ramsey Mcgowen, PhD, Southern Medical Journal 93(10): 966 - 73. November 2000.

[107] National Review of Medicine. March 2006, Vol 3, No. 5: Doctors and DIVORCE. Gillian Woodford

[108] Harv Rev Psychiatry. 2008; 16(3): 181 - 194. Prescription opioid abuse and dependence among physicians: hypotheses and treatment. Merlo LJ, Gold MS.

[109] J Gen Intern Med 1992 Jul - Aug, 7(4): 424 - 431. The heart of darkness: the impact of perceived mistakes on physicians. Christensen JF, Levinson W, Dunn PM.

[110] Jt Comm J Qual Patient Saf. 2007 Aug, 33(8): 467 - 476. The emotional impact of medical errors on practicing physicians in the United States and Canada. Waterman AD et al

[111] Shanafelt TD, Bradley KA, Wipf JE, Black AL: Burnout and self reported patient care in an internal medicine residency program. Ann Intern Med. 2002, 136(5): 358 - 367.

[112] J Clin Outcomes Manage 2008 May, 15(5): 240 - 247. Supporting health care workers after medical error: considerations for health care leaders. White AA, Waterman AD, McCotter P, Boyle DJ, Gallagher TH.

[113] BMJ, 1999 Sep 4; 319 (7210): 605 - 8. Doctors as patients: postal survey examining consultants and general practitioners adherence to guidelines.

[114] Western J Med, Jan 2001: 174 A qualitative study of physicians'own wellness promotion practices. Eric L Weiner, Geoffrey R Swain, and Mark Gottlieb.

[115] D. E. Stewart, F. Ahmad, A. M. Cheung, B. Bergman, and D. L. Dell. Journal of Women's Health & Gender Based Medicine, March 2000, 9 (2): 185 - 190. doi: 10.1089/152460900318687.

[116] Soc Sci Med, 1996 Oct, 43(8): 1253 - 1261.

[117] C. A. Woodward, A. P. Williams, B. Ferrier, and M. Cohen. Time spent on professional activities and unwaged domestic work. Is it different for male and female primary care

physicians who have children at home? Can Fam Physician, Oct 1996, 42: 1928 - 1935.

[118] Potee, R A; Gerber, A J; Ickovics, J R. Medicine and motherhood: shifting trends among female physicians from 1922 to 1999. Acad Med. 1999 Aug; 74(8): 911 - 9.

[119] Reed, Darcy A. MD, MPH et al. Gender Differences in Academic Productivity and Leadership Appointments of Physicians Throughout Academic Careers. Academic Medicine: January 2011, Volume 86, Issue 1, pp 43 - 47.

[120] Differences in income between male and female primary care physicians. Wallace AE, Weeks WB. Department of Psychiatry, Dartmouth Medical School, USA. https: //www. hsrd. research. va. gov/about/national_meeting/2002/1106. htm.

[121] Are Women Overinvesting in Education? Evidence from the Medical Profession. M. Keith Chen, et al. Journal of Human Capital. Volume 6, number 2 (Summer 2012), 124 - 149. http: //www. jstor. org/stable/10. 1086/665536.

[122] Psychiatric illness in female physicians. Are high rates of depression an occupational hazard? Postgraduate Medicine 1997, 101(5): 233 - 6, 239 - 40, 242.

[123] Debra Roter, Mack Lipkin, Jr. and Audrey Korsgaard. Sex Differences in Patients' and Physicians' Communication During Primary Care Medical Visits. Medical Care: Vol. 29, No. 11 (Nov., 1991), pp. 1083 - 1093.

[124] Patient Education and Counseling. Volume 48, Issue 3, Pages 217 - 224, December 2002. Do patients talk differently to male and female physicians? A meta-analytic review. Judith A Hall and Debra L Roter.

[125] Are patients more likely to see physicians of the same sex? Recent national trends in primary care medicine. Margaret C. Fang, MD, MPH, et al. http: //dx. doi. Org/10. 1016/i. amimed. 2004. 03. 043.

[126] Journal of General Internal Medicine. Volume 15, Issue 6, pages 372 - 380, June 2000.

[127] Leslie Kane, Carol Peckham. Medscape Family Physician Compensation Report 2014, April 15, 2014.

[128] http: //www. jacksonhealthcare. com/media/191888/2013physiciantrends-void_ebk0513. pdf.

[129] O'Malley AS, Bond AM, Berenson RA. Rising Hospital Employment of Physicians: Better

Quality, Higher Costs? Issue Brief Cent Stud Health Syst Change. 2011 Aug; (136): 1 -4.

[130] http: //medicaleconomics. modernmedicine. com/medical-economics/content/tags/compensation/primary-care-physicians-generate-more-revenue-hospitals-? utm _ source = TrendMD&utm _ medium = cpc&utm_campaign = Medical_Economics_TrendMD_0.

[131] Robert Kocher, M. D. , and Nikhil R. Sahni, B. S. N. Hospitals' Race to Employ Physicians-The Logic behind a Money Losing Proposition. Engl J Med 2011; 364: 1790 -1793, May 12, 2011. http: //www. neim. org/doi/full/10. 1056/NEIMpl 101959.

[132] Deane Waldman and Kenneth H. Cohn. Quality, lack of errors, cost containment/ profitability Mending the Gap between Physicians and Hospital Executives. http: //healthcarecollaboratio n. tvpepad. com/healthcare collaboration /files/phvshospgapwaldman. pdf

[133] http: //www. cms. gov/Medicare/Quality _ Initiatives _ Patient _ Assessment _ Instruments/HospitalOualitvInits/HospitalHCAHPS. html

[134] http: //www. cms. gov/Medicare/Ouality _ Initiatives _ Patient _ Assessment _ Instruments/Hospital Oualitylnits/downloads/HCAHPSCostsBenefits200512. pdf.

[135] http: //www. aafp. org/dam/AAFP/documents/practicemanagement/payment/Direct Primary Care. pdf.

附表清单